Chicago Public Library

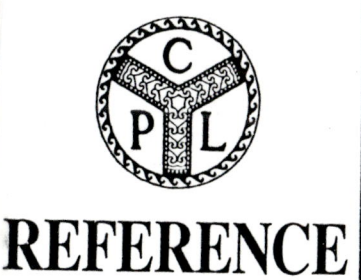

REFERENCE

Form 178 rev. 11-00

Chicago Public Library
Toman Branch
2708 S Pulaski
Chicago, Il 60623

ENTIENDA A SU MÉDICO

ENTIENDA A SU MÉDICO

Comprender las pruebas diagnósticas.
Análisis, radiología, endoscopia, alergia y
neurofisiología

Dr. HERREROS RUIZ VALDEPEÑAS

Advertencia:
Los consejos, tratamientos, e información que aparecen en este libro no deben en ningún caso sustituir a los de un médico. Ante cualquier problema relacionado con su salud, acuda a un profesional cualificado en busca de ayuda. Los editores, así como el autor, no aceptan ningún tipo de responsabilidad civil ni penal, así como cualquier tipo de reclamación presentada por persona o institución alguna, como resultado del uso o mal uso de este libro, que pudiera ocasionar daños y/o perjuicios.

Copyright © EDIMAT LIBROS, S. A.
C/ Primavera, 35
Polígono Industrial El Malvar
28500 Arganda del Rey
MADRID-ESPAÑA

ISBN: 84-9764-380-1
Depósito legal: M-13935-2003

Título: Entienda a su médico
Autor: Benjamín Herreros Ruiz Valdepeñas
Coordinador de la colección: Pedro Gargantilla Madera
Ilustraciones: David Lucas
Impreso en: LAVEL

Reservados todos los derechos. El contenido de esta obra está protegido por la Ley, que establece penas de prisión y/o multas, además de las correspondientes indemnizaciones por daños y perjuicios, para quienes reprodujeren, plagiaren, distribuyeren o comunicaren públicamente, en todo o en parte, una obra literaria, artística o científica, o su transformación, interpretación o ejecución artística fijada en cualquier tipo de soporte o comunicada a través de cualquier medio, sin la preceptiva autorización.

IMPRESO EN ESPAÑA – *PRINTED IN SPAIN*

A mi padre, la persona que me despertó el interés por la ciencia.

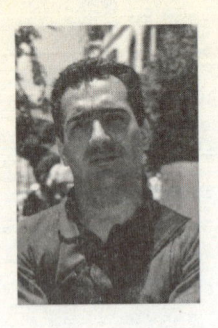

Benjamín Herreros Ruiz Valdepeñas nació en Daimiel, un lugar de La Mancha, en 1973. Se licenció en Medicina y Cirugía en 1998 e inició en 1999 la especialidad de Medicina Interna en el Hospital Clínico de Madrid. Realizó los cursos de doctorado en el departamento de Historia de la Ciencia de la Facultad de Medicina de la Universidad Complutense, elaborando una tesis doctoral sobre protocolos clínicos éticos. Ha colaborado con distintas revistas, como *Jano, El Médico, Profesión y Humanidades,* sobre todo con artículos relacionados con las humanidades en la medicina.

ÍNDICE

PRÓLOGO 11

INTRODUCCIÓN 15

ANÁLISIS DE SANGRE 17

ANÁLISIS DE ORINA 65

ANATOMÍA PATOLÓGICA 75

MICROBIOLOGÍA 83

RADIOLOGÍA 101

MEDICINA NUCLEAR 141

ENDOSCOPIA 151

PRUEBAS DE ALERGIA 173

NEUROFISIOLOGÍA 183

PRÓLOGO

El médico se diferencia del profano en medicina en que puede llegar racionalmente a la causa de un problema de salud y así poner un remedio. Cómo llega a la causa es tal vez lo más difícil, ya que una vez hecho el diagnóstico el tratamiento es más claro (generalizando mucho, porque hay numerosas enfermedades de fácil diagnóstico y complicado tratamiento).

En las últimas décadas existe una clara tendencia a poner en disposición del usuario de la sanidad toda la información posible sobre su enfermedad, tanto en el proceso diagnóstico como en la fase de tratamiento, para que sea corresponsable de las decisiones que se toman, en beneficio del principio de autonomía (libertad individual de decisión). El paternalismo hasta hace poco reinante en la medicina (el médico decidía por el enfermo) se ha ido sustituyendo por el respeto al enfermo, sin que esto suponga una merma en la actividad médica, más bien lo contrario, ya que parte de la actividad del médico consiste en hacer partícipe de las decisiones médicas al enfermo.

Para que la corresponsabilidad sea real, el enfermo debe estar informado, tarea que corresponde hacer al médico pero también al propio enfermo, que debe preocuparse de formarse en los problemas básicos de salud y en aquellos problemas que le afectan directamente, igual que si se va a construir una casa se informará sobre ello y decidirá con el arquitecto el plano definitivo, aunque quien lo dibuje y proponga las posibilidades sea el arquitecto.

Tras leer un libro de divulgación científica o médica una persona no está capacitada para entender y tratar una enfermedad. La medicina alcanza una profundidad y dificultad tal, que después de finalizar una licenciatura de seis años, no se puede ejercer ni la medicina de familia ni la especializada: se ha de superar una oposición cuyo temario es toda la carrera de medicina y sólo si se aprueba se puede hacer la especialidad, lo que supone una media de doce años de complicada formación antes de que un médico pueda tomar con plena autonomía decisiones con sus pacientes. Con esto quiero decir que la formación e información es necesaria, pero no se debe olvidar que, además de para saciar la curiosidad, sólo debe valer para conocer mejor una parte básica de la persona, la enfermedad, sin que se pueda nunca sustituir al médico. La ciencia y la medicina son algo tan importante que sólo se puede abordar desde la seriedad y la profundidad de los conocimientos, sin que esto nos garantice un acierto seguro (dibujo 1).

Este libro es una guía que informa a los usuarios de la sanidad (cualquier persona) sobre las pruebas diagnósticas más importantes en la medicina de comienzos del siglo XXI. Conocer de forma básica su fundamento científico, significado o sus efectos secundarios más frecuentes son una ayuda para el enfermo y el médico, que de esta manera podrán planificar juntos qué actitud es la mejor, sin que ninguno pierda su papel, el médico hacer el planteamiento diagnóstico racional y el enfermo decidir qué opción de las que se le ofrecen (y explican) prefiere.

No se van a tratar todas las pruebas diagnósticas porque la extensión del libro no lo permite. Al tener que elegir entre todas, lo más útil es centrarse en explicar aquellas pruebas que se realizan con más frecuencia: las pruebas de laboratorio, las de radiología, las endoscópicas, las de la alergia y las de neurofisiología.

Las pruebas de laboratorio son, sin duda, las más usadas y seguro que las que más se seguirán realizando, ya que cada vez son más los parámetros o las determinaciones que se hacen, más precisas, rápidas y fiables. Se tratará el análisis de sangre, el análisis de orina, las pruebas de microbiología (para enfermedades infecciosas) y las pruebas de anatomía patológica (análisis de las células anormales).

En cuanto a la radiología, un capítulo extenso abordará las técnicas que más se utilizan, ya que muchas han quedado obsoletas mientras que otras cada vez gozan de mayor vigencia (resonancia magnética, tomografía axial computerizada de alta resolución...). Las pruebas de medicina nuclear son también pruebas de radiología (su técnica utiliza radiaciones, aunque en su fundamento hay importantes diferencias), realizadas por especialistas en medicina nuclear y no por radiólogos. Cada vez tienen más aplicaciones y están más extendidas.

Se tratará también la endoscopia, una técnica no invasiva que consigue espectaculares resultados: sin abrir una cavidad es capaz de dar información de lo que hay dentro, algo hace años impensable. Al igual que en el resto de las pruebas diagnósticas, para ser una realidad ha precisado del avance de la medicina y de toda la ciencia, pudiendo así incorporar una precisa videocámara, pequeños dispositivos para tratamientos...

Los dos últimos capítulos son más específicos en su tema. El referente a la alergia trata una de las enfermedades más comunes y molestas que padece la comunidad. Y para finalizar, el último cápitulo explicará las pruebas más importantes de neurofisiologia, una especialidad médica que fundamentalmente se dedica a valorar la función eléctrica del sistema nervioso.

Hay que señalar que los valores que se darán en el libro pueden variar en función del laboratorio y del propio avance de la medicina.

INTRODUCCIÓN

Los capítulos tendrán un esquema similar. En primer lugar se tratará el fundamento teórico de cada prueba, es decir, se dará una explicación sencilla de su base científica. Por supuesto se expondrán las principales indicaciones, punto en el que se debe ser flexible, ya que no hay que olvidar que la indicación la establece el médico y no debemos pensar que porque leamos que una prueba se suele hacer en determinadas circunstancias, se haga siempre. Un sabio refrán de la medicina versa que no hay enfermedades, sino enfermos.

Se explicará también el método: conocer los pasos a los que se expone el enfermo antes de la prueba ayudará a tranquilizarle, sin olvidar preguntar posteriormente al médico todas las dudas que queden antes de someterse al proceso diagnóstico.

El apartado probablemente más importante de cada capítulo es explicar, a grandes rasgos, qué significado puede tener un determinado resultado. La interpretación del resultado de una prueba es, junto a la indicación de las pruebas, la parte de la medicina que precisa un mayor esfuerzo intelectual, porque supone integrar todos los datos del enfermo, incluida la prueba. Por ello he señalado «a grandes rasgos»: dicha interpretación no es nada sencilla.

Otro punto importante son las principales contraindicaciones y efectos adversos, algo que casi toda prueba tiene. Se ha de sopesar si compensa el beneficio de la prueba o el riesgo, mayor o menor según se trate de una prueba u otra, siempre manteniendo un diálogo permanente con el médico.

Tras esto, se narrarán unas curiosidades en cada capítulo, lo que ayudará a hacer más amena la lectura, así como un pequeño test sobre los principales aspectos tratados en el capítulo. ¿Acertarás las respuestas? Mantén la atención durante la lectura; los datos son muchos y la comprensión en ocasiones no es sencilla.

ANÁLISIS DE SANGRE

FUNDAMENTO TEÓRICO

Un análisis de sangre cosiste en extraer una cantidad determinada de sangre (que depende de lo que queremos buscar) y analizarla, para valorar la cantidad que hay en nuestra sangre de una serie de elementos que todos poseemos, de manera que su exceso o déficit puede orientar hacia una patología.

No debemos olvidar que un dato aislado no sirve de nada: es el médico quien debe valorar la importancia de un análisis de sangre, no de manera aislada, sino junto a lo que el enfermo le cuente, lo que encuentre en la exploración y en el resto de pruebas.

Los parámetros que se determinan los podemos dividir en los siguientes grupos:

Sistemático de sangre

- Serie roja (eritrocitos):
  - Hematíes.
  - Hematocrito.
  - Hemoglobina.
  - Volúmenes.
- Serie blanca (leucocitos):
  - Leucocitos totales.
  - Neutrófilos.
  - Linfocitos.
  - Basófilos.
  - Eosinófilos.
- Plaquetas

Bioquímica

- Perfil básico:
  - Glucosa.
  - Creatinina.
  - Urea.
  - Ácido úrico.
  - Sodio.
  - Potasio.
  - Cloro.
  - Calcio.
  - Fósforo.
  - LDH.
- Perfil hepático:
  - GPT / ALT.
  - GOT / AST.
  - GGT.
  - Bilirrubina.
  - Fosfatasa alcalina.
- Perfil lipídico:
  - Colesterol.
  - Triglicéridos.
  Ferrocinética:
    - Hierro.
    - Ferritina.
    - Transferrina.
- Proteínas.
- Vitaminas:
  - Vitamina A.
  - Complejo vitamínico B.
  - Vitamina C.
  - Vitamina D.
  - Vitamina E.
  - Vitamina K.

Grupos sanguíneos

- Grupo AB.
- Rh.

Coagulación

- Tiempo de hemorragia.
- Actividad de protombrina.
- INR.
- APTT.

Reactantes de fase aguda

- Velocidad de sedimentación Glomerular (VSG).
- Proteína C reactiva (PCR).

Gasometría

- Venosa.
- Arterial.

Inmunología

- Antígenos.
- Anticuerpos.

Hormonas

- Hormonas del hipotálamo e hipófisis.
- Hormonas tiroideas.
- Hormonas gonadales.
- Glándulas suprarrenales.

Marcadores tumorales

PRINCIPALES INDICACIONES

La indicación de un análisis es muy amplia y variable. Esto se debe a que son muy numerosos los parámetros que podemos determinar y a que cada uno tiene una indicación distinta. Por ejemplo, ante la sospecha de una infección importante se deben solicitar los leucocitos, no un marcador tumoral. Sin embargo en la revisión de determinados tumores puede ser un marcador tumoral lo que resulta imprescindible.

De cualquier forma, hay casos en los que claramente se debe realizar análisis de sangre:

- A un adulto, con la periodicidad que su médico determine, con el fin de chequear su estado de salud (tal como hacen, por ejemplo, las empresas con sus empleados).
- Ante la sospecha de una enfermedad grave (infección, trastorno metabólico, enfermedad inmunológica, tumor...), teniendo en cuenta que la urgencia o no de realizarla y los parámetros que hay que analizar lo debe determinar el médico.
- Para realizar las revisiones que requiere una enfermedad o enfermedades. Por ejemplo, un diabético debe revisar periódicamente su nivel de glucosa en sangre, así como otros parámetros sanguíneos, o alguien con el colesterol alto, para saber si su control es el adecuado.

MÉTODO

Actualmente los análisis de sangre los hacen casi siempre sofisticadas máquinas, con la supervisión de personal sanitario, especialmente en los casos que se encuentran los valores alterados. Aún así, hay algunos parámetros que todavía precisan de forma directa de la mano humana.

Para realizar un análisis de sangre en general se recomienda estar en ayunas desde las 10-12 horas previas, porque hay datos que se ven modificados si hace poco que se ha ingerido comida, como los leucocitos (glóbulos blancos), glucosa, triglicéridos...

Se puede realizar la toma en un lugar apropiado para ello (consulta, clínica, hospital) pero en ocasiones se realiza en el propio domicilio del paciente.

Acudir acompañado suele ser recomendable.

El método para extraer sangre es por lo general sencillo:

- Con una goma se comprime encima de la vena que se piensa pinchar, para que al dificultar el retorno de la sangre al corazón, la vena aumente de tamaño y así sea más sencillo su punción. En general se utilizan las venas situadas en la flexura del codo.
- La persona encargada de tomar la muestra utilizará guantes sanitarios, una aguja (con una jeringa o tubo de extracción) y una cinta de goma-látex en el brazo para que las venas retengan más sangre y aparezcan más visibles y accesibles.
- Primero se limpiará la zona del pinchazo con un antiséptico y mediante palpación se localizará la vena y se accederá a ella con la aguja.
- Después se suelta la cinta y cuando la sangre fluye por la aguja, el sanitario realiza una aspiración (mediante la jeringa o mediante la aplicación de un tubo con vacío).
- Si se requieren varias muestras para diferentes tipos de análisis, se extraerá más o se aplicarán diferentes tubos de vacío.
- Al terminar la toma, se extrae la aguja y se presiona la zona con un algodón o similar para favorecer la coagulación.
- Se flexionará el brazo, manteniendo la zona presionada con un esparadrapo durante media hora pero si la punción es arterial se debe hacer durante más tiempo.

No olvidemos que antes de la punción hay que limpiar la zona con un antiséptico para prevenir infecciones en la zona, ya que pondremos en contacto la piel con microorganismos y tejidos internos, como la propia sangre.

Si no es posible pinchar la vena situada en la región interna de un miembro superior, tal como sucede en algunos ancianos o en personas que se han punzado numerosas veces dicha vena (si en otras ocasiones le han dicho que tiene "malas venas" debe ser comunicado previamente), se suele

PARÁMETRO	VALORES NORMALES
Número de hematíes	4 - 5,5 millones/ml
Hemoglobina	12 - 16 g/dl
Hematocrito	37-52 %
VCM	80 - 99 fl
HCM	27-32 pg
CMHC	32-36 g/dl
Plaquetas	135-450 miles/ml
VPM	9,6 fl
Número de Leucocitos	4,5-11 miles/ml
Neutrófilos	42 -75 %
Linfocitos	20.5 - 51.1 %
Eosinófilos	0-1 %
Monocitos	1.7 - 9.3 %

pinchar en otras venas más pequeñas también de los miembros superiores.

En el caso de que la punción sea sobre una arteria (generalmente porque se quiera extraer una gasometría arterial), la prueba resulta más dolorosa, debido a que las arterias que se pinchan circulan más profundamente que las venas. Normalmente se pincha una arteria situada en la muñeca, cerca de la palma.

INTERPRETACIÓN

SISTEMÁTICO DE SANGRE

El siguiente esquema expresa los valores de un sistemático de sangre normal.

Serie roja (eritrocitos)

La serie roja, glóbulos rojos o eritrocitos son las células más numerosas de la sangre. Su principal función es transportar el oxígeno de los pulmones a las células de todo el organismo y realizar el camino inverso: transportar el dióxido de carbono desde las células a los pulmones (tras intercambiarlo por oxígeno).

El exceso de hematíes se denomina poliglobulia, y su déficit anemia. La poliglobulia suele deberse a que nuestro organismo fabrica más hematíes para transportar el oxígeno, como es el caso de los fumadores o algunos enfermos pulmonares. Cuando no es para compensar la falta de oxígeno, el médico deberá estudiar la causa de la poliglobulia.

La anemia es una de las enfermedades más frecuentes que padece el ser humano y sus causas son numerosas: sangrado, falta de elementos imprescindibles para el metabolismo de los glóbulos rojos (vitamina B_{12}, ácido fólico...), múltiples enfermedades que se acompañan de anemia...

Los médicos para comenzar a investigar la causa de la anemia se guían de una serie de parámetros que también se encuentran en el sistemático de sangre, como son el volumen corpuscular medio (VCM) y la hemoglobina corpuscular media (HCM).

HEMATÍES

Los hematíes son el conjunto de glóbulos rojos totales que existen en una cantidad determinada de sangre. Su exceso traduce poliglobulia y su defecto anemia.

En el cuadro se indican el número de hematíes en función de la edad.

RECIÉN NACIDO	4 a 5 millones/ml
A LOS 3 MESES	3,2 a 4,8 millones/ml
AL AÑO DE EDAD	3,6 a 5 millones/ml
ENTRE LOS 3 Y 5 AÑOS	4 a 5,3 millones/ml
DE LOS 5 A LOS 15 AÑOS	4,2 a 5,2 millones/ml
HOMBRE ADULTO	4,5 a 5 millones/ml
MUJER ADULTA	4,2 a 5,2 millones/ml

HEMATOCRITO

El hematocrito tiene un significado similar a los hematíes, ya que traduce la proporción que ocupan los glóbulos rojos en la sangre (por eso su valor es en porcentaje). Su exceso traduce poliglobulia y su defecto anemia.

En el cuadro se indican las cifras normales de hematocrito según la edad.

RECIÉN NACIDO	44 a 56 %
A LOS 3 MESES	32 a 44 %
AL AÑO DE EDAD	36 a 41 %
ENTRE LOS 3 Y 5 AÑOS	36 a 43 %
DE LOS 5 A LOS 15 AÑOS	37 a 45 %
HOMBRE ADULTO	40 a 54 %
MUJER ADULTA	37 a 47 %

HEMOGLOBINA

La hemoglobina es el componente del hematíe responsable de transportar el oxígeno y el dióxido de carbono. La anemia realmente se define como el defecto de hemoglobina. Al igual que en los parámetros anteriores, su exceso traduce poliglobulia y su defecto anemia.

En el cuadro se indican las cifras normales de hemoglobina según la edad.

RECIÉN NACIDO	13,5 a 19,5 gr/dl
A LOS 3 MESES	9,5 a 12,5 gr/dl
AL AÑO DE EDAD	11 a 13 gr/dl
ENTRE LOS 3 Y 5 AÑOS	12 a 14 gr/dl
DE LOS 5 A LOS 15 AÑOS	11,5 a 15 gr/dl
HOMBRE ADULTO	13 a 16 gr/dl
MUJER ADULTA	11,5 a 14,5 gr/dl

VOLÚMENES

Como ya se ha señalado, para comenzar el diagnóstico de la causa de una anemia, son las características de los hematíes, su tamaño o cantidad de heglobina, los que sirven como primera guía.

Los más importantes son el volumen corpuscular medio (VCM), la concentración de hemoglobina corpuscular media (CHCM) y la hemoglobina corpuscular media (HCM).

El VCM (volumen corpuscular medio) es una forma de expresar el tamaño de los eritrocitos y el valor normal es de 80-100 fl (femtolitros por hematíe).

La HCM (hemoglobina corpuscular media) corresponde al contenido de la hemoglobina en cada eritrocito (hemoglobina / número de hematíes). Su valor normal es de 26 a 32 picogramos.

La CHCM es la concentración de hemoglobina comparado con el hematocrito. En los adultos sus valores normales son de 32 a 36 por 100.

Si el VCM es bajo la anemia se denomina microcítica (hematíes pequeños) y si es alto macrocítica (hematíes grandes). Si la HCM está disminuida la anemia se denomina hipocroma. En cualquier caso, su interpretación corresponderá al médico.

Serie blanca (leucocitos)

Los leucocitos o glóbulos blancos son un conjunto de células con numerosas funciones. En realidad son cinco tipos de células, cada una con funciones específicas, pero que en su conjunto contribuyen a una misma función: la respuesta a distintos agentes, propios o externos, que se traducirá en distintas reacciones (inflamación, reacciones inmunológicas complejas, alergia...).

LEUCOCITOS TOTALES

Su elevación generalmente supone la respuesta ante un agente, normalmente un microorganismo (infección), pero puede ser también la respuesta a enfermedades no infecciosas de cualquier aparato: cólico nefrítico, infarto de miocardio, artritis no infecciosas...

GRUPO DE LEUCOCITOS	VALOR ABSOLUTO	VALOR %
Neutrófilos	55 a 70 %	2.500 a 8.000 mil/mm3
Linfocitos	20 a 40 %	1.0 a 4.000 mil/mm3
Monocitos	2 a 8 %	100 a 700 mil/mm3
Eosinófilos	1 a 4 %	50 a 500 mil/mm3
Basófilos	0 a 1 %	25 a 100 mil/mm3

Lo primero que se debe hacer, si no hay una causa aparente clara por la que los leucocitos estén altos, es repetir la determinación (como con casi todos demás parámetros del análisis). Si se confirma su elevación, deberá estudiarse a fondo, ya que hay enfermedades graves de la sangre, como las leucemias, que cursan con leucocitos elevados.

La falta de un número adecuado de leucocitos lleva a una alteración en la función que éstos realizan y su consecuencia principal es que se pueden facilitar ciertas infecciones o que éstas sean más graves.

En el cuadro se indican los distintos grupos de leucocitos.

NEUTRÓFILOS

Los neutrófilos son los leucocitos más numerosos y tienen como función principal la defensa ante microorganismos como las bacterias o algunos virus. Participan de forma muy activa en las reacciones inflamatorias. Por todo esto, si los neutrófilos son insuficientes, se facilita la infección de determinados microorganismos.

Algunos tratamientos agresivos, como la quimioterapia que se usa en el cáncer, pueden provocar que los neutrófilos disminuyan. Pero ante una neutropenia (disminución de los neutrófilos), no se debe alarmar, ya que los neutrófilos deben disminuir en más de un tercio para que las infecciones graves aparezcan con mayor frecuencia.

Si lo que sucede es que los neutrófilos están aumentados, casi seguro que nuestro organismo se estará defendiendo ante una infección, por lo que lo importante será diagnosticar y tratar adecuadamente la infección.

LINFOCITOS

Los linfocitos son una parte imprescindible del sistema defensivo (inmunológico), a través de sus distintas estirpes, los linfocitos B y los linfocitos T.

Tanto los linfocitos B como los linfocitos T participan en la cadena que el sistema inmunológico inicia para defendernos de aquello que es reconocido como una amenaza. La defensa se hace reconociendo las partículas ajenas (antígenos), fabricando elementos de lucha o que la facilitan (anticuerpos, mediadores celulares como las interleuquinas...) o destruyendo directamente aquello que amenaza, generalmente un microorganismo.

Su elevación y su disminución suelen estar relacionadas con infecciones, normalmente víricas.

BASÓFILOS

Son células que sirven también para la respuesta inmune, de menor importancia y número que los neutrófilos y los linfocitos.

EOSINÓFILOS

La alergia es una reacción anormal ante determinadas partículas de la comida, las plantas o medicamentos. Éstas peculiares células tienen una función clave en ella.

También se encuentran elevados en determinadas infecciones, como las que provocan los parásitos intestinales de países tropicales.

Su disminución no supone un problema a priori, como les sucede en ocasiones a las personas tratadas con corticoides.

Plaquetas o trombocitos

Las plaquetas son células grandes con una importante misión: forman el trombo inicial que tapa el sangrado, tanto en heridas internas como en externas.

Su disminución (en enfermedades del hígado avanzadas o con algunos medicamentos) puede tener graves consecuencias, desde que una herida tarde más en cicatrizar hasta llegar a provocarse un sangrado en situaciones que normalmente no lo provocan.

Su exceso suele ser debido a una reacción ante un proceso infeccioso o de otro tipo. Si no es así, la trombocitosis (exceso de trombocitos o plaquetas) debe ser estudiada.

BIOQUÍMICA

En el cuadro 1 se indican los valores normales de los principales parámetros bioquímicos.

Perfil básico

GLUCOSA

La glucosa es un alimento importantísimo para las células del cuerpo humano, especialmente para el cerebro, que prácticamente se alimenta de glucosa y oxígeno. Sin embargo su exceso daña las arterias, que llevan la sangre a todos nuestros órganos, pudiendo así provocar lesiones de distinta gravedad en los ojos, el riñón, el corazón, las extremidades...

La glucosa elevada de forma mantenida supone una de las enfermedades más frecuentes y graves a largo plazo (sobre todo si no se lleva un control adecuado), la *Diabetes Mellitus*. La disminución de glucosa (hipoglucemia) es menos frecuente y sucede casi siempre en personas diabéticas que no cumplen bien el tratamiento o que no está adecuadamente ajustado.

Hay determinaciones bioquímicas que miden el control de la glucosa en una persona diabética durante los últimos dos o tres meses, como la hemoglobina glicosilada (la más importante) y la fructosamina.

En el cuadro 2 se consignan los niveles de hemoglobina glicosilada según la edad (se mide en porcentaje porque expresa la proporción de hemoglobina glicosilada del total de hemoglobina).

Análisis de sangre

PARÁMETROS BIOQUÍMICOS	VALORES NORMALES
Glucosa en sangre	70 y 105 mg por decilitro Niños 40 a 100 mg/dl
Ácido úrico	Hombres adultos: 4 y 8,5 mg/dl Mujeres adultas: 2,5 a 7,5 mg/dl Niños: 2,5 a 5 mg/dl
Urea	7 y 20 mg por decilitro Niños: 5 a 18 mg/dl
Creatinina	Hombres adultos: 0,7 y 1,3 mg/dl Mujeres adultas: 0,5 y 1,2 mg/dl Niños 0,2 y 1 mg/dl
Bilirrubina total	0,3 a 1,0 mg/100 ml
Bilirrubina directa	0,1 a 0,3 mg/100 ml
Bilirrubina indirecta	Menor de 1,0 mg/ml
Fosfatasa alcalina	30 a 120 U/L
Gamma GT	Hombres: 8 a 38 U/L Mujeres: 5 a 27 U/L
GOT	5 a 32 mU/ml
GPT	7 a 33 mU/ml

Colesterol
  HDL
  LDL
	Hombres: mayor de 45 mg/100ml
	100 a 200 mg/100ml
	Mujeres: mayor de 55 mg/100ml
	60 y 180 mg/100ml

Proteínas totales	6,4 a 8,3 gr/dl
Albúmina	3,5 a 5 gr/dl
Calcio	8,5 a 10,5 mg/100ml
Potasio	3,5 a 5 mmol/L
Sodio	135 a 145 mEQ/L
Fósforo	2,9 a 5,0 mg/100 ml

Cuadro 1

ADULTOS NORMALES	2,2 a 4,8 %
NIÑOS NORMALES	1,8 a 4 %
DIABÉTICOS BIEN CONTROLADOS	2,5 a 5,9 %
DIABÉTICOS CON CONTROL SUFICIENTE	6 a 8 %
DIABÉTICOS MAL CONTROLADOS	mayor de 8 %

Cuadro 2

CREATININA

La creatinina es una proteína segregada por el músculo y depurada por el riñón (expulsada por el riñón, cuya función es depurar la sangre de sustancias dañinas o innecesarias para el organismo).

Por tanto, su valor varía en función de la masa muscular que se posee.

UREA

La urea sirve también para medir la capacidad depurativa del riñón, ya que es un producto del metabolismo de las proteínas que es eliminado por el riñón.

En otras circunstancias, mucho menos frecuentes, se puede encontrar elevada la urea, como es el caso del sangrado de una úlcera péptica, ya que la sangre contiene proteínas que son digeridas y absorbidas en el intestino.

ÁCIDO ÚRICO

El ácido úrico es un producto del metabolismo de las purinas, que a su vez provienen del metabolismo celular.

Su exceso se produce sobre todo en tres circunstancias: si el metabolismo de las purinas no es adecuado, si se produce una rápida destrucción celular (en la quimioterapia o en algunas leucemias) o si el riñón no elimina adecuadamente el ácido úrico.

En todos los casos conviene controlar el ácido úrico, porque su cúmulo puede tener dolorosas consecuencias, bien porque se acumule en el riñón, bajo la piel o en las articulaciones, lo que provocará la gota.

Las personas con hiperuricemia deben cuidar la dieta, ya que hay alimentos que contienen abundante cantidad de ácido úrico, como la cerveza, el hígado o algunos frutos secos.

SODIO (NA)

El sodio es un electrolito (elemento con carga iónica, en el caso del sodio, positiva), al igual que el potasio y el cloro, que tiene mucha importancia en el equilibrio iónico y en la concentración de los fluidos tanto dentro como fuera de las células.

Las causas que elevan o disminuyen el sodio son muy numerosas, muchas de ellas difíciles de diagnosticar. Cuando su elevación o disminución es muy importante (no será una enfermedad en sí, mostrará que existe un trastorno que modifica el contenido de agua o de electrolitos en el organismo) el diagnóstico o su tratamiento debe realizarse en el hospital.

Las enfermedades que cursan con mayor frecuencia con cambios en el sodio son: enfermedades cardíacas (especialmente insuficiencia cardíaca), enfermedades del riñón, cirrosis hepática, deshidratación de cualquier causa (gastroenteritis, inanición...).

Algunos medicamentos, especialmente los diuréticos (fármacos que incrementan el volumen de la orina) también pueden modificar el sodio.

POTASIO (K)

El potasio es un electrolito con carga positiva que tiene muchísima importancia en el equilibrio de las membranas celulares.

Tanto su exceso como su defecto, en unos niveles serios, puede tener graves consecuencias sobre las membranas de las células del sistema nervioso y del corazón.

Además de ciertos tratamientos, como los diuréticos, la insuficiencia renal (el riñón es incapaz de realizar adecuadamente su función depuradora) es una causa importante de trastorno del potasio.

CLORO (CL)

El cloro es un electrolito negativo, relacionado íntimamente con los dos electrolitos anteriormente mencionados.

Su valoración no se realiza por tanto de forma aislada, se hace en conjunto con el sodio y el potasio (algunos laboratorios no lo incluyen en su perfil básico), y las causas que lo alteran son prácticamente las mismas.

CALCIO (CA)

El calcio es un electrolito positivo que, al igual que el potasio, juega un papel clave en las membranas celulares de todo el organismo. Cuando se encuentra alterado de forma importante, es de nuevo el corazón el órgano que hay que vigilar más estrechamente, aunque puede causar también numerosos síntomas en el sistema nervioso.

Suele existir una confusión: quien tiene osteoporosis u osteopenia (calcio bajo en los huesos), tiene el calcio bajo en la sangre. Esto no es así, ya que el calcio que encontramos en la sangre es la forma electrolítica que resulta del metabolismo total del calcio, que incluye su absorción intestinal, la función renal... Por eso hay personas con osteoporosis y calcio en sangre normal y personas sin osteoporosis con calcio bajo.

Como causas de alteraciones en el calcio hay que incluir: trastornos en su absorción intestinal, en el metabolismo dentro del organismo (donde son muy importantes la vitamina D y dos hormonas, la calcitonina y la paratohormona) y por último trastornos en su eliminación por la orina, como sucede en la insuficiencia renal.

FÓSFORO (P)

El fósforo está estrechamente relacionado con el calcio en el metabolismo de los huesos.

Las hormonas anteriormente mencionadas (la calcitonina y la paratohormona) o la vitamina D influyen también directamente sobre él, ya que en muchos procesos se intercambia con el calcio o va junto a él.

De nuevo la insuficiencia renal puede causar serias alteraciones en el fósforo.

LDH (LÁCTICO DESHIDROGENASA)

La LDH es una enzima (elemento que interviene en los procesos metabólicos celulares facilitándolos o dificultándolos) que está en numerosas células del organismo.

Análisis de sangre

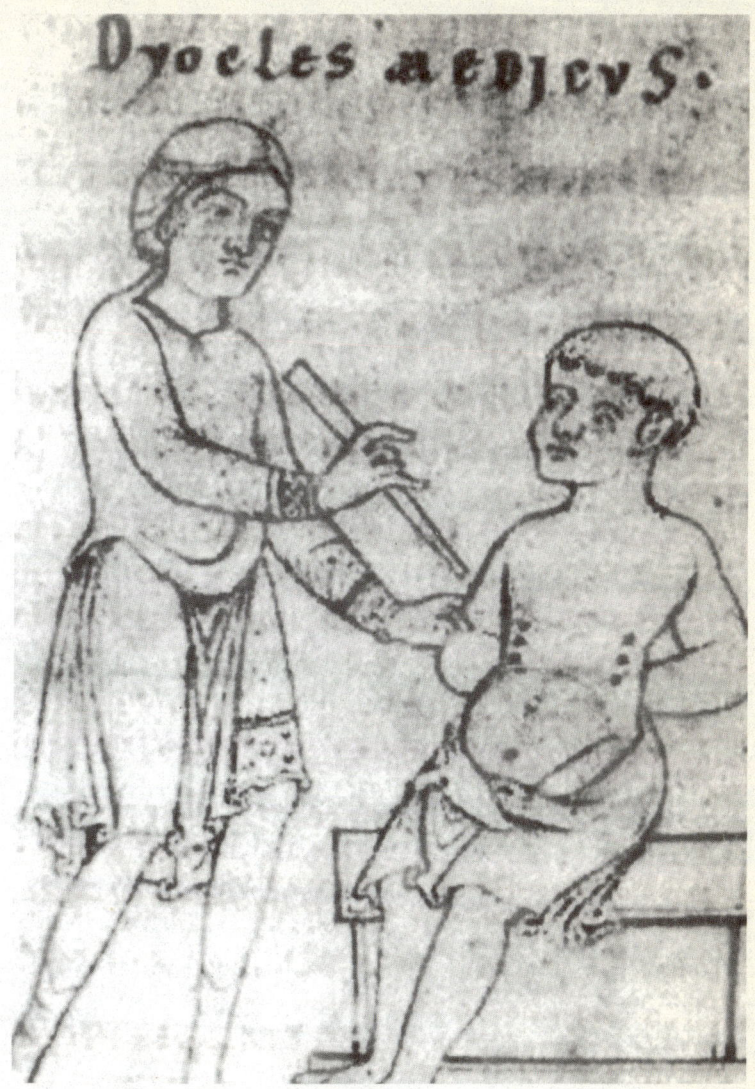

Diocles curando a un enfermo con hidropesía.

Existen cinco tipos de enzimas LDH (llamadas isoenzimas), con leves diferencias en su estructura, que sugieren diferentes orígenes por cada tejido (LDH1 del corazón, LDH2 del sistema retículo endotelial, LDH3 de los pulmones, LDH4 de los riñones, LDH5 del hígado y músculo). La LDH2 en personas normales es el mayor constituyente de la LDH total.

En el cuadro siguiente se consignan los niveles de LDH normales.

NIVELES NORMALES DE LDH EN ADULTOS	100 a 200 UI/L
NIVELES NORMALES EN NIÑOS MENORES DE 2 AÑOS	100 a 250 UI/L
NIVELES NORMALES EN NIÑOS ENTRE 2 Y 8 AÑOS	60 a 70 UI/L
NIVELES NORMALES EN RECIÉN NACIDOS	160 a 450 UI/L

Perfil hepático

El perfil hepático da una somera idea sobre cómo es la función del hígado y sobre si están intactas sus células.

Hay enfermedades que afectan al hígado y que por tanto deben contar con un perfil hepático, bien ante su sospecha o para realizar su seguimiento.

Dichas enfermedades pueden ser propiamente hepáticas (hepatitis, cirrosis...) o que siendo de otro origen, afectan al hígado (neumonías, tumores...). También se debe solicitar cuando un tratamiento puede afectar al hígado (muchos medicamentos pasan por el hígado en su metabolismo, unos para pasar a su forma realmente útil y otros para poder eliminarse).

En el perfil hepático hay dos tipos de parámetros: los que valoran si las células hepáticas están intactas (valoran la citolisis o destrucción celular), como es el caso de la GPT y de la GOT, y los parámetros de colostasis, que valoran si es adecuada la salida de la bilis hacia la vía biliar (la bilis es fabricada por el hígado para ayudar en la digestión, vaciándose en el intestino tras pasar por la vía biliar), como es el caso de la GGT, la fosfatasa alcalina y la bilirrubina.

GPT/ALT

La GPT es una enzima hepática que se puede elevar en cualquier enfermedad que afecta al hígado, pero se eleva sobre todo en las hepatitis agudas (inflamación del hígado producida en poco tiempo, de gravedad variable y múltiples causas, como virus, medicamentos, tóxicos...)

GOT/AST

La GOT es una también una enzima hepática similar a la GPT, con la peculiaridad de elevarse más cuando la afectación hepática es por alcohol.

GGT

La GGT es una enzima de colostasis, es decir, aumenta cuando el problema está en el vaciado de la bilis, tanto en su camino dentro del hígado como en su camino fuera del hígado (en la vía biliar extrahepática).

BILIRRUBINA

La bilirrubina es un producto de la degradación de los hematíes, concretamente de la hemoglobina.

Cuando pasa por el hígado se transforma para eliminarse con la bilis por el intestino (lo que le da el tinte oscuro a las heces). Antes de transformarse en el hígado la bilirrubina se llama bilirrubina indirecta y cuando se transforma se llama bilirrubina directa.

Por tanto, la bilirrubina indirecta se elevará en aquellas situaciones en las que existe una destrucción de hematíes mayor de lo normal o cuando el problema del hígado se sitúa antes de pasar a ser bilirrubina directa.

La bilirrubina directa aumentada será consecuencia de una alteración posterior a la transformación de la bilirrubina o de si la eliminación de la bilis (y por tanto de la bilirrubina directa) está impedida.

Hay situaciones en las que la bilirrubina está aumentada casi a partes iguales, como es el caso de las hepatitis o cirrosis avanzadas, ya que el hígado se encuentra dañado de forma global.

Hay que hacer una consideración respecto a la bilirrubina: una proporción considerable de la población (aproximadamente el 5 por 100) tiene elevada discretamente la bilirrubina, sobre todo la indirecta, sin que suponga realmente una enfermedad. Se trata del Síndrome de Gilbert.

FOSFATASA ALCALINA (FA)

La FA es una enzima que no se encuentra sólo en el hígado (está sobre todo también en el hueso).

Su elevación es también signo de colostasis, es decir, de mal vaciado de la bilis.

Perfil lipídico

El colesterol es una grasa que está cobrando cada vez más importancia en la medicina, debido a que se ha demostrado sobradamente que es un factor de riesgo cardiovascular de primer orden (al igual que la diabetes, la hipertensión, el tabaco y la herencia) y hay que recordar que en occidente la primera causa de muerte es de origen cardiovascular (infarto de miocardio o angina de pecho, insuficiencia cardíaca, infartos carebrales...).

Ser un factor de riesgo no significa padecer una enfermedad, pero sí que hay una clara predisposición a padecerla, es este caso eventos cardiovasculares. Esto se debe a que el colesterol se acumula en las arterias, siendo especialmente dañino si se acumula en las arterias del corazón o del cerebro.

Los triglicéridos son otro tipo de lípidos que también contribuyen a la formación de trombos arteriales, pero su papel como factores de riesgo de primer orden no está todavía del todo claro.

Una dislipemia o hiperlipemia es una alteración en los lípidos y para hacer una distinción grosera, podemos decir que pueden se con sólo el colesterol alto, con sólo los triglicéridos altos o con los dos altos, colesterol y triglicéridos, que es lo más frecuente.

COLESTEROL

El colesterol es imprescindible para la vida animal, ya que entre otras cosas, es parte indispensable de las membranas celulares.

Sin embargo su exceso puede resultar fatal a largo plazo, al actuar como factor de riesgo cardiovascular, tal como ya se ha explicado. Por eso resulta tan importante mantenerlo en unos niveles adecuados, que varían, en función de las enfermedades que se hayan padecido (infarto de miocardio, angina de pecho...) o de si concurren más factores de riesgo cardiovasculares.

Comúnmente se distingue entre el colesterol «bueno» y el colesterol «malo». Realmente se trata del colesterol LDL y del colesterol HDL. El primero es el denominado «malo», debido a que es el responsable de llevar el colesterol hacia las arterias de los órganos, mientras que el denominado «bueno», el HDL, transporta el colesterol desde las arterias hacia el hígado. Por todo esto, lo que interesa cuando se trata una hiperlipemia, es bajar el colesterol LDL y aumentar el colesterol HDL.

TRIGLICERIDOS (TG)

Los TG son lípidos que suelen encontrarse elevados junto al colesterol, aunque hay casos en los que están elevados solos.

Al igual que el colesterol, son necesarios en nuestro metabolismo, pero su exceso resulta perjudicial.

Ferrocinética

La ferrocinética es el metabolismo del hierro, y para valorar dicho metabolismo se determina el hierro como elemento en la sangre, la ferritina (su depósito) y la transferrina (su transportador).

Una de las causas más frecuentes de anemia es la anemia ferropénia, es decir, la anemia por falta de hierro.

La falta de hierro suele deberse a pérdidas de sangre, que contiene hierro dentro de los hematíes. Las causas de pérdida de sangre son numerosas y en función de la edad, los síntomas y el sexo, el médico podrá orientar cual es la localización de la pérdida de sangre.

Saber si una anemia es realmente ferropénica es muy importante, ya que si se confirma se debe buscar desde donde se ha sangrado, porque puede ser desde una menstruación abundante, que a priori no tendría mucha importancia, hasta una lesión grave del tubo digestivo.

Por todo lo expuesto, la ferrocinética ha de solicitarse ante la sospecha de anemia ferropénica o cuando se estudia una anemia de causa desconocida.

HIERRO (FE)

El hierro como elemento se usa directamente en el metabolismo.

Su déficit puede tener diversas consecuencias, la más llamativa la anemia ferropénica. El hierro está insertado en la hemoglobina de los hematíes y realiza una función insustituible: el transporte de oxígeno.

Hay una enfermedad poco frecuente, la hemocromatosis, que es debida al exceso de hierro. Su origen es generalmente hereditario y el cúmulo de hierro en los determinados órganos, como el hígado o el corazón, puede llegar a ser fatal. Ante la sospecha de hemocromatosis debe solicitarse también una ferrrocinética.

FERRITINA

La ferritina es el depósito de hierro. No es por tanto hierro activo, sino que cuando éste se va utilizando, se repone desde la ferritina.

Cuando existe falta de hierro, el organismo lo primero que hace es agotar sus depósitos, lo que sucede con el tiempo. Por tanto, en una anemia ferropénica nos encontraremos la ferritina disminuida.

TRANSFERRINA

La transferrina es la proteína transportadora de hierro en la sangre.

Cuando hay poco hierro el organismo manda más transportadores en busca del preciado elemento, por lo que normalmente en la anemia ferropénica la transferrina aumenta.

En la medicina no existen los siempres ni los nuncas y hay casos, como en la desnutrición, donde hay pocas proteínas y por tanto no estará elevada la transferrina.

Proteínas

Las proteínas son uno de los tres principios inmediatos de la vida animal (constituyen la estructura de todas las moléculas), junto a los lípidos (grasas) y los hidratos de carbono (azúcares).

Su manera de entrar en el organismo, al igual que los lípidos e hidratos de carbono, es a través de la dieta. Por tanto, cuando existe desnutrición las proteínas disminuyen.

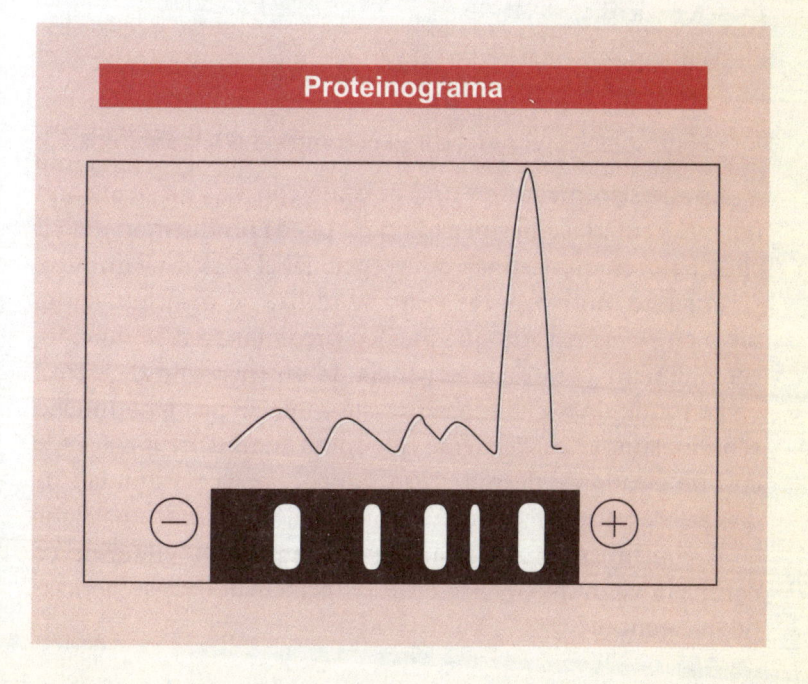

Proteinograma

Las proteínas se agrupan, de forma general, en: albúmina (la más pesada y la que existe en el suero en mayor cantidad) y globulinas, que se subdividen a la vez en alfa globulinas, beta globulinas y ganma globulinas. Cada grupo de globulinas contiene numerosas proteínas.

El análisis de los distintos grupos de proteínas se denomina proteinograma y la elevación o disminución de cada uno de los grupos orienta hacia distintas patologías, destacando la elevación en pico de las gamma globulinas, que puede indicar una proliferación de los linfocitos que segregan anticuerpos, ya que los anticuerpos en su estructura poseen gamma globulinas.

Vitaminas

Las vitaminas son sustancias orgánicas que se encuentran en cantidades pequeñas en muchos alimentos y que son indispensables para el funcionamiento normal del organismo.

El déficit de cualquiera de ellas provoca estados carenciales característicos.

Se dividen en:
- Liposolubles: A, D, E y K
- Hidrosolubles (el resto, como el complejo B y la vitamina C).

En nuestro medio en una persona con una alimentación normal y sin una enfermedad que le pueda producir un déficit en la absorción intestinal, es excepcional el déficit vitamínico.

Por este motivo pocas veces se realiza su determinación, salvo en enfermedades que pueden presentar su disminución, generalmente como consecuencia de un trastorno digestivo.

Dar vitaminas cuando no existe carencia no tiene mucho sentido, aunque es frecuente que se les administre a ancianos con un estado de desnutrición franco, por la posibilidad de que pueda haber un déficit vitamínico.

A continuación se tratará brevemente cada vitamina (o complejo vitamínico), así como las principales consecuencias de su carencia.

VITAMINA A

Vitamina liposoluble que procede de los carotenos y está presente en los vegetales, especialmente en la zanahoria, y también en varios aceites como el hígado de bacalao.

Es necesaria par el mantenimiento de las mucosas, la agudeza visual y el crecimiento esquelético.

COMPLEJO VITAMÍNICO B

Denominación genérica de un complejo de vitaminas hidrosolubles, entre las que se encuentran la vitamina B_1 o tiamina, la B_2 o riboflavina, la B_6 o piridoxina, la B_{12} o cianocobalamina y la B_{17} o laetrilo.

La vitamina B_1, también denominada tiamina o aneurina, es indispensable para el metabolismo de los hidratos de carbono. Está presente de manera natural en los cereales, las frutas, el hígado y es sintetizada por la flora intestinal. Su déficit provoca trastornos gastrointestinales y neurológicos, especialmente la enfermedad de beriberi y en alcohólicos la enfermedad de Wernicke-Korsakow (es importante que no haya carencia de tiamina en alcohólicos, no sólo por el riesgo de Wernicke-Korsakoff, también porque interviene en el metabolismo del alcohol).

La biotina, perteneciente al complejo B, actúa en la oxidación de los ácidos grasos y carbohidratos.

La vitamina B_{12} o cianocobalamina es importante en la maduración de las células del sistema nervioso (las neuronas, causando alteraciones sobre todo en la médula espinal) y de los glóbulos rojos (su déficit puede provocar un tipo de anemia, la anemia megaloblástica). No es rara un tipo de gastritis crónica que se da en los ancianos, que lleva a un déficit en la absorción de vitamina B_{12}, con las consecuencias ya comentadas, sobre todo anemia megaloblástica.

VITAMINA C

Esta vitamina hidrosoluble químicamente, es al ácido ascórbico. Se encuentra en casi todas las frutas, especialmente en la naranja, el tomate y el limón, jugando un papel muy importante en los procesos de oxido-reducción.

Su carencia produce el escorbuto.

VITAMINA D

Vitamina liposoluble esencial para la formación normal de huesos y dientes y para la absorción del calcio en el intestinal.

El déficit de vitamina D produce raquitismo en los niños (en España por problemas en la absorción intestinal de dicha vitamina) y osteomalacia en los adultos.

VITAMINA E

Es una vitamina liposoluble que interviene muy activamente en el sistema nervioso central y en un tipo de células que hay en la retina del ojo, por lo que su carencia (muy poco frecuente), provoca alteraciones visuales y neurológicas.

VITAMINA K

Vitamina liposoluble esencial para la síntesis hepática de factores de la coagulación. Se encuentra en casi todos los alimentos, tanto vegetales como animales, y también es producida por la flora intestinal. Influye en los procesos de fosforilación y transporte de electrones.

La deficiencia de la vitamina K produce hipoprotrombinemia, que se caracteriza por la disminución de la coagulación sanguínea, con mayor riesgo de hemorragias.

Se emplea como fármaco para reducir el tiempo de coagulación en ciertos estados hemorrágicos.

GRUPOS SANGUÍNEOS

Grupo AB

La membrana celular de los glóbulos rojos contiene en su superficie diferentes proteínas, las cuales son las responsables de los diferentes tipos de sangre.

Análisis de sangre

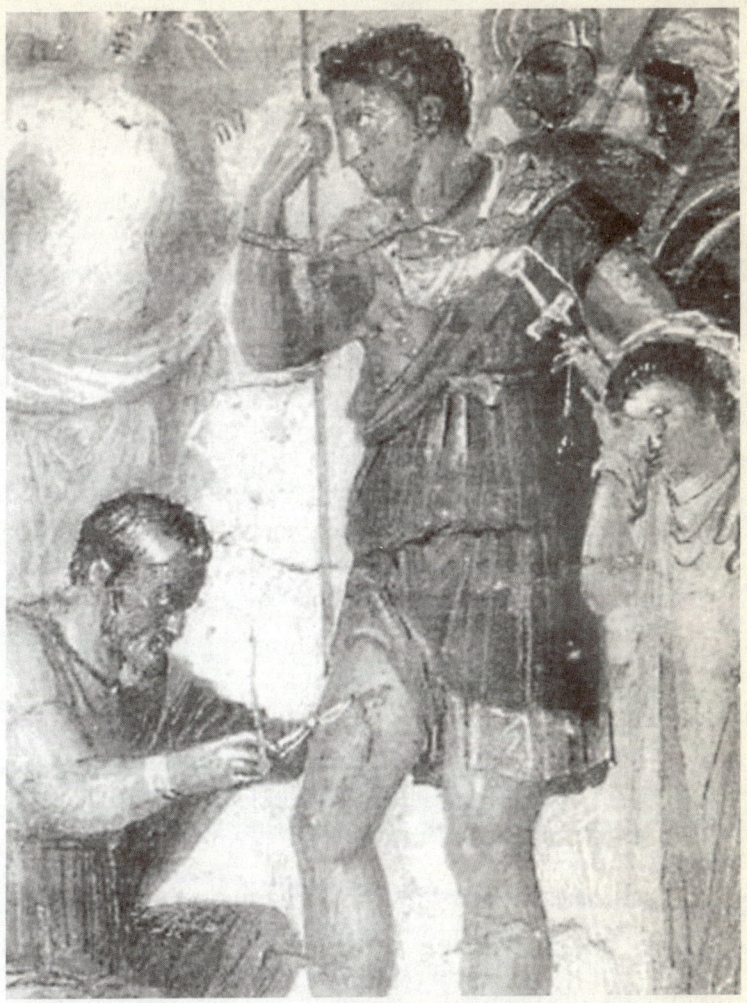

Médico griego curando a un guerrero herido.

Existen dos tipos principales de proteínas que determinan el tipo de sangre, la proteína A y la B.

Las diferentes combinaciones de las proteínas de la superficie de los glóbulos rojos dan como resultado los 4 grupos sanguíneos existentes:

43

TIPO DE SANGRE	PUEDE RECIBIR SANGRE DE... (a parte del propio grupo)
O- *	Ninguno
O+	O-
B-	O-
B+	O- O+ B-
A-	O-
A+	O- O+ A-
AB-	O- B- A-
AB+	Todos

- Grupo A: tiene proteína A en la superficie del glóbulo rojo.
- Grupo B: tiene proteína B en la superficie del glóbulo rojo.
- Grupo AB: tiene ambas proteínas, A y B.
- Grupo O: no tiene ninguna proteína (A o B) en la superficie del glóbulo rojo.

La importancia del grupo sanguíneo AB radica sobre todo en las transfusiones y en los embarazos, ya que el sistema inmune no reconoce las proteínas que no posee y por tanto puede reaccionar contra los hematíes que no reconozca propios.

Esto sucede al transfundir, por ejemplo, a alguien con grupo A sangre del grupo B, o si un feto es del grupo B y la madre del grupo A (la madre puede fabricar anticuerpos contra los hematíes del hijo).

Rh

El Rh es otra proteína que está presente en la superficie del glóbulo rojo.

Si la proteína está presente será Rh positivo y si está ausente Rh negativo. En cuanto a la interpretación, es similar a la del grupo AB.

De esta forma, una persona debe de tener un grupo sanguíneo formado por la proteína A, B, las dos o ninguna y además será Rh positivo o negativo.

En la página anterior se incluye un esquema con la compatibilidad de los grupos sanguíneos para la transfusión.

- El grupo 0-, considerado donante universal, actualmente no se considera como tal ya que hay otros factores que pueden influir en la compatibilidad

COAGULACIÓN

Cuando se produce una herida tras la formación del trombo plaquetario (formado por las plaquetas) se debe producir un coágulo más estable y seguro. Dicho coágulo lo forman una serie de proteínas que en su mayoría son producidas por el hígado. Por este motivo las enfermedades avanzadas del hígado afectan a la coagulación (por esto y porque además en una enfermedad hepática avanzada las plaquetas disminuyen).

La coagulación por tanto sirve para calibrar, junto a otros parámetros, alguno ya visto, si funciona bien el hígado.

No toda la coagulación depende del hígado y hay una serie de situaciones que la pueden alterar, como fármacos o enfermedades no hepáticas (infecciones graves...).

Tiempo de hemorragia

Mide sobre todo la función plaquetaria.

Actividad de protombrina

La coagulación tiene dos caminos o vías para realizarse, una llamada intrínseca y otra extrínseca. La actividad de protrombina mide la vía extrínseca, que tiene como piezas claves las proteínas de la coagulación segregadas por el hígado.

La actividad de protombrina se altera sobre todo en dos situaciones: cuando hay enfermedad hepática avanzada y cuando se toma medicamentos que afectan a la vía extrínseca, especialmente los anticoagulantes orales (el usado en España es el acenocumarol, de nombre comercial *sintrom*).

Las personas que toman acenocumarol, generalmente porque existe un trombo que disolver en alguna zona del cuerpo (trombosis venosa en un miembro, tromboembolia pulmonar...) o para prevenir que se forme (arritmias, enfermedades de las válvulas del corazón o prótesis en el corazón), deben tener muchas precauciones, ya que sus heridas tardarán mucho más en coagular y la herida puede ser un arañazo o una herida por arma blanca en el abdomen (estos enfermos deben seguir un riguroso control y su médico de familia les dará las indicaciones precisas, como qué medicamentos pueden tomar junto con el *sintrom* y cuales no).

INR

El INR tiene un significado y aplicación similar a la actividad de protrombina: mide la función del hígado y controla el tratamiento anticoagulante con *sintrom*.

APTT

Mide la vía intrínseca de la coagulación.

Pocas veces se altera en enfermos fuera del hospital, ya que el medicamento que interfiere con la APTT es la heparina sódica, medicamento de uso hospitalario.

Muchos enfermos que toman *sintrom* al ingresar se les cambia por heparina, ya que permite un control más exacto de la coagulación, algo necesario en la mayoría de los enfermos hospitalizados. Al darles el alta por lo general volverán a tomar *sintrom*, si es que lo necesitan.

REACTANTES DE FASE AGUDA

Los reactantes de fase aguda son parámetros que aumentan cuando existe una enfermedad aguda o crónica activa. No son específicos de ninguna patología, ya que se elevan en numerosas enfermedades, sobre todo infecciosas, tumorales y enfermedades del sistema inmunológico, pero se pueden elevar en cualquier enfermedad que conlleve cierto estrés orgánico.

En ocasiones se usan para realizar el seguimiento de una enfermedad, como la tuberculosis o enfermedades inmunológicas: así se podrá ver si la evolución de la enfermedad es favorable o no (según aumenten o disminuyan los reactantes de fase aguda).

El vsg y el pcr son los dos reactantes de fase aguda más utilizados, pero hay muchos más, algunos ya mencionados en otros apartados (la ferritina, el fifrinógeno, las alfa 2 glubulinas...).

Velocidad de sedimentación glomerular (vsg)

Es el reactante de fase aguda más usado. En el cuadro siguiente la VSG según edades.

RECIÉN NACIDOS	hasta 2
LACTANTES	hasta 10
ESCOLARES	hasta 11
HOMBRES JÓVENES	hasta 10
HOMBRES ADULTOS	hasta 12
HOMBRES MAYORES	hasta 14
MUJERES JÓVENES	hasta 10
MUJERES ADULTAS	hasta 19
MUJERES MAYORES	hasta 20

Proteína C reactiva (pcr)

De interpretación similar a la VSG, tiene ciertas peculiaridades, como es su valor en caso de infarto de miocardio.

GASOMETRÍA

La gasometría mide los gases oxígeno y dióxido de carbono en la sangre. Su valor no es el mismo si la sangre es arterial o venosa, ya que la sangre arterial ha realizado el intercambio de gases en los pulmones y por tanto el oxígeno será más alto y el dióxido de carbono más bajo. Sin embargo en la sangre venosa, el intercambio de gases se ha realizado en las células del organismo, por lo que será más pobre en oxígeno y más rico en dióxido de carbono.

Además la gasometría contiene otros parámetros de interés:

- El ph indica si existe acidosis o alcalosis, es decir, si los hidrogeniones (hidrógeno elemento, que contiene una carga positiva) están aumentados, acidosis, o si están dismunuidos, alcalosis. Si hay acidosis el pH será bajo y si hay alcalosis el pH será alto. A su vez la acidosis o la alcalosis pueden tener su origen en la respiración o en el metabolismo interno, pero esto es muy complejo de explicar.

- Otro parámetro importante que mide la gasometría es el bicarbonato (HCO_3), ya que tiene un papel clave tanto en las acidosis como en las alcalosis.

Venosa

Se realiza a enfermos en los que no importa conocer el valor del oxígeno (no se necesita saber si existe déficit de oxígeno).

Generalmente se usa para saber si hay acidosis y para conocer cómo es el bicarbonato. Los casos más frecuentes son: insuficiencia renal, intoxicaciones y fallo en la oxigenación y nutrición celular (infecciones graves, trombos o émbolos arteriales...).

Arterial

Se procederá a extraer sangre arterial cuando es preciso conocer cómo es el oxígeno arterial, por lo que la dificultad respiratoria (se presume que el oxígeno arterial es bajo) es su principal indicación. Esto sucede en enfermedades agudas del pulmón o del corazón o en los empeoramientos de enfermedades cardiopulmonares crónicas (asma, insuficiencia cardíaca...).

En escasas ocasiones se realiza en el seguimiento de una enfermedad crónica pulmonar, sobre todo para determinar si es preciso el tratamiento con oxígeno en el domocilio.

Si la gasometría arterial aporta más información que la venosa, ¿porqué no se realiza siempre? Porque es mucho más dolorosa (la arteria está más profunda) y aunque las complicaciones son mínimas en los dos casos, el riesgo de sangrado tras la prueba es mayor al pinchar una arteria.

Por esta misma razón con frecuencia se usa un aparato que mide de forma aproximada cómo es el oxígeno en la sangre sin necesidad de pinchar, el saturímetro. En un dedo se coloca una pinza que es capaz de sensar (medir) cuanto oxígeno hay aproximadamente en los hematíes de las arterias, lo que equivale a una cifra aproximada del oxígeno arterial. Esto se refleja en una pantalla.

INMUNOLOGÍA

El sistema inmunológico sirve como defensa ante elementos extraños.

El sistema inmune puede causar enfermedad sobre todo por dos motivos:

- Porque reacciona con exceso ante un estímulo.
- Porque reacciona ante elementos del propio organismo.

La tecnología permite identificar antígenos (en el caso de virus, fragmentos de virus) y anticuerpos (armas de respuesta), para así identificar el microorganismo que ataca y medir la reacción del organismo atacado.

Las afecciones del sistema inmunológico son protagonistas sobre todo en las enfermedades reumatológicas (enfermedades que afectan a huesos y articulaciones sobre todo, pero que pueden afectar además a cualquier órgano: riñón, pulmones, corazón...). Algunas enfermedades inmunológicas son la artritis reumatoide, el lupus, la arteritis de la temporal, la polimiositis, esclerodermia...

En reumatología se distinguen dos grupos de pruebas de laboratorio, las iniciales o generales, que son útiles para descubrir y seguir la evolución de padecimientos sistémicos inflamatorios, y las especiales, cuya positividad puede tener valor para reconocer una enfermedad determinada.

Los estudios generales incluyen el sistemático de sangre, bioquímica sanguínea, examen general de orina, velocidad de sedimentación globular, proteína C reactiva y factor reumatoide (un tipo de anticuerpo).

Los estudios especiales son anticuerpos más o menos específicos de determinadas enfermedades.

Antígenos

Son los elementos ante los que reacciona el sistema inmunológico. Normalmente son partes de una bacteria, virus... pero el antígeno puede ser en ocasiones de un órgano nuestro, con lo que se dañaría un órgano propio.

Puede suceder que al luchar contra un antígeno externo nocivo se desencadene la cadena de defensa de forma muy agresiva, pudiendo causar daño la propia reacción.

Los antígenos que se pueden determinar son muchos, la mayoría son partes de microorganismos, lo que se verá más adelante en las pruebas microbiológicas.

Anticuerpos

Los anticuerpos son una de las principales armas que utiliza el sistema inmune. Son proteínas lanzadas contra un antígeno y pueden llegar a ser específicas contra un antígeno.

Tal como ya se ha señalado, los anticuerpos pueden luchar contra microorganismos o contra otros elementos externos nocivos, pero también pueden ir contra partes de nuestras propias células. En un numeroso grupo de enfermedades sucede esto, muchas de ellas con varios anticuerpos activados.

La lista de anticuerpos es muy numerosa y carece de utilidad detenerse en explicar cada uno.

En el siguiente cuadro los principales anticuerpos que se determinan en las enfermedades reumatológicas (actúan contra partes de nuestras células o contra otros elementos propios), así como su técnica de laboratorio.

TÉCNICA	ANTICUERPOS
INMUNOFLUO-RESCENCIA	Anticuerpos antinucleares (IFI – HEP 2) Anticuerpos antimitocondria Anticuerpos antimúsculo liso Anticuerpos contra polimorfo nuclear neutrófilo (ANCAS) Anticuerpos contra ovario y endometrio
ELISA	Anticuerpos antifodfolípido (Anticardiolipina IgG e IgM) Anticuerpos contra antígenos nucleares estractables (Sm – Ro – La RNP) Anticuerpos antimicrosomales (antiperoxidasa) Anticuerpos antitiroglobulina Complejos inmunes
AGLUTINACIÓN	Microhemaglutinación VRDL cualitativa Crioaglutininas
OTROS	Crioglobulinas Inactivador funcional C1

HORMONAS

Las hormonas son señales químicas producidas en las glándulas endocrinas y conducidas por la sangre hasta las células.

Pueden ser derivados de proteínas, como la adrenalina, noradrenalina o tiroxina, o derivados de lípidos, como el estradiol y la progesterona.

La comunicación mediante hormonas tiene seis etapas:

- Síntesis en la glándula (fabricación).
- Secreción de la molécula utilizada como señal (hormona).
- Transporte de la hormona hasta la célula donde realizará su función.

GLÁNDULAS ENDOCRINAS SECRETORAS	HORMONAS	FUNCIONES
LÓBULO ANTERIOR HIPÓFISIS	Somatotropina (GNRH)	Regula el crecimiento
	Adrenocorticotropina (ADH)	Estimula la producción de las hormonas de la corteza suprarrenal.
	Tirotropina (TSH)	Controla la glándula tiroides y estimula la producción de tiroxina.
	Foliculoestimulante (FSH)	Estimula la formación del folículo de Graaf del ovario.
	Luteinizante (LH)	Regula la producción de testosterona y progesterona.
	Prolactina (LTH)	Estimula la produccion de leche.
LÓBULO POSTERIOR HIPÓFISIS	Oxitocina	Estimula las contracciones del útero durante el parto.
	Vasopresina	Estimula las contracciones de los músculos lisos. Es antidiurética (inhibe la producción de orina).
TIROIDES - TIMO -PARATIROIDES	Calcitonina	Antagonista de la paratormona, que influye en el control del calcio y fósforo.

GLÁNDULAS ENDOCRINAS SECRETORAS	HORMONAS	FUNCIONES
TIROIDES	Tiroxina	Controla el metabolismo. Deficiencia: obesidad, apatía, estreñimiento, bocio... Exceso: exoftalmia (ojos grandes), nerviosismo, diarrea, arritmias...
PARATIROIDES	Paratormona	Regula el metabolismo del calcio y del fósforo.
PÁNCREAS: - CÉLULAS BETA DE LOS ISLOTES DE LANGHERANS	Insulina	Introduce el azúcar en las células (disminuye la glucosa en sangre). Su déficit ocasiona diabetes.
- CÉLULAS ALFA DE LOS ISLOTES DE LANGHERANS	Glucagón	Convierte el glucógeno del hígado en glucosa (aumenta la glucosa en sangre).
GLÁNDULA SUPRA-RRENALES:	Cortisona	Estimula la conversión de proteínas en hidratos de carbono.
- MÉDULA SUPRARRENAL	Adrenalina	Controla la reacción ante situaciones de peligro: taquicardia, dilatación de pupilas, piloerección, constricción de arterias...
	Noradrenalina	Similar a la adrenalina

GLÁNDULAS ENDOCRINAS SECRETORAS	HORMONAS	FUNCIONES
- CORTEZA SUPRARRENAL	Aldosterona	Regula el metabolismo del sodio y potasio.
TESTÍCULOS	Testosterona	Desarrollo del sexo masculino y de los caracteres sexuales masculinos (barba...).
	Androsterona	Contribuye a la aparición de los caracteres sexuales secundarios masculinos.
OVARIOS	Estradiol	Estimula los caracteres sexuales femeninos (mamas...) e influye en el comportamiento sexual de la mujer.
	Progesterona	Regula el ciclo menstrual, prepara el útero para la nidación y prepara la lactancia.

- Detección de la señal mediante receptores celulares específicos.
- Cambios dentro de la célula por medio de la intervención en el metabolismo celular o por expresión genética.

Cada glándula secreta hormonas. Dentro de la sangre hay más de 30 tipos de hormonas, algunas unidas a proteínas transportadoras.

La determinación de una o varias hormonas se realiza cuando se sospecha que hay exceso o déficit de hormonas (salvo en situaciones que se realiza sistemáticamente, como en el embarazo, donde se determinan siempre algunas hormonas).

Dada la complejidad, tanto de la función hormonal como de la clínica que produce su alteración, en este apartado trataremos de explicar las funciones de las hormonas más importantes, sin detenernos apenas en las consecuencias de su elevación o déficit.

Abajo las principales hormonas, con la glándula que las segrega y algunas de sus principales funciones.

Hormonas del hipotálamo e hipófisis:

El hipotálamo es una glándula endocrina que produce muchos factores que ayudan a la síntesis y elaboración de las hormonas de la hipófisis.

La hipófisis es una de las glándulas endocrinas más importantes, por tener bajo su control a las gónadas, la corteza suprarrenal, el tiroides y algunas funciones metabólicas a través de la hormona de crecimiento, la prolactina (importantísima en la lactancia) y la vasopresina.

Presenta 3 regiones:
- Lóbulo anterior (adenohipófisis).
- Lóbulo posterior (adenohipófisis).
- Tallo hipofisiario (neurohipofisis).

La adenohipófisis está unida al hipotálamo por una red vascular (sistema hipofisiario).

Hormonas tiroideas

Producidas por la glándula tiroides (glándula bilobulada situada en el cuello), son esenciales para el crecimiento y desarrollo normal: aumentan el consumo de oxígeno, estimulan la tasa de actividad metabólica, regulan el crecimiento y la maduración de los tejidos del organismo y actúan sobre el estado de alerta físico y mental.

Las hormonas son la triyodotironina (T3) y la tiroxina (T4). Son reguladas desde el lóbulo anterior de la hipófisis por la hormona TSH y por el hipotálamo a través de la TRH.

Los análisis bioquímicos de la enfermedad tiroidea se conocen como «pruebas de función tiroidea». En primera línea está el análisis de la TSH, además del análisis de la T4 libre y de la T3.

Es conveniente realizar el análisis en ayunas, ya que los lípidos pueden alterar la fracción de hormona unida a proteínas. La hora para realizar el análisis no tiene importancia, pues no varían su concentración a lo largo del día.

El hipotiroidismo es la disminución de las hormonas tiroideas y el hipertiroidismo es la elevación de las hormonas tiroideas.

Algunas alteraciones de la glándula tiroidea tienen su origen en una enfermedad autoinmune, por lo que en estos casos tiene interés medir los niveles de algunos autoanticuerpos.

Hormonas gonadales (testículos y ovarios)

LOS OVARIOS

Los ovarios son los órganos femeninos de la reproducción o gónadas, situados a ambos lados del útero.

Los folículos ováricos producen óvulos o huevos y también segregan un grupo de hormonas denominadas estrógenos, necesarias para el desarrollo de los órganos reproductores y de las características sexuales secundarias femeninas, como la distribución de la grasa, amplitud de la pelvis, crecimiento de las mamas y la distribución del vello púbico y axilar.

La hormona progesterona ejerce su acción principal sobre la mucosa uterina en el mantenimiento del embarazo. También actúa junto a los estrógenos favoreciendo el crecimiento y la elasticidad de la vagina.

GÓNADAS MASCULINAS O TESTÍCULOS

Las gónadas masculinas o testículos se encuentran suspendidos en el escroto.

Producen las hormonas masculinas, denominadas andrógenos. El más importante es la testosterona, que estimula el desarrollo de los caracteres sexuales secundarios, influye sobre el crecimiento de la próstata y vesículas seminales.

Los testículos también contienen las células que producen el esperma.

Glándulas suprarrenales

Situadas la zona superior de los riñones, constan de dos partes:

- Médula: secreta las catecolaminas
  - Adrenalina.
  - Noradrenalina.
- Corteza: secreta los corticosteroides, con dos tipos
  - Mineralocorticoides.
  - Glucocorticoides.

El cortisol es una de las principales hormonas producidas en la corteza suprarrenal. Refuerza las acciones de la adrenalina y noradrenalina (reacción ante el estrés), incrementa el transporte de aminoácidos hacia las células hepáticas y estimula la conversión de aminoacidos en glucosa, por lo que aumenta su cantidad en sangre.

MARCADORES TUMORALES

Los marcadores tumorales son moléculas que pertenecen o son fabricadas por células de tumores malignos.

No hay ninguno específico (es decir, que indique con seguridad que existe un determinado tumor) ni tampoco una cifra a partir de la cual el diagnóstico es seguro.

Se deben interpretar en un contexto clínico: se han unir los síntomas, la exploración y el resto de las pruebas diagnósticas para que su interpretación sea realmente útil y orientativa.

Por todo esto, tanto su solicitud como su interpretación se suele hacer en la atención médica especializada.

Entienda a su médico

Los ovarios

Las hormonas secretadas por la **glándula pituitaria** (FSH y LH) actúan sobre los ovarios

Ovario

Las hormonas ováricas, estrógenos y progesterona, ejercen influencia sobre los órganos del aparato reproductor

Trompas de falopio
Endometrio
Itsmo
Cérvix
Vagina
Bolsas de Shaw
Vulva

Útero

Análisis de sangre

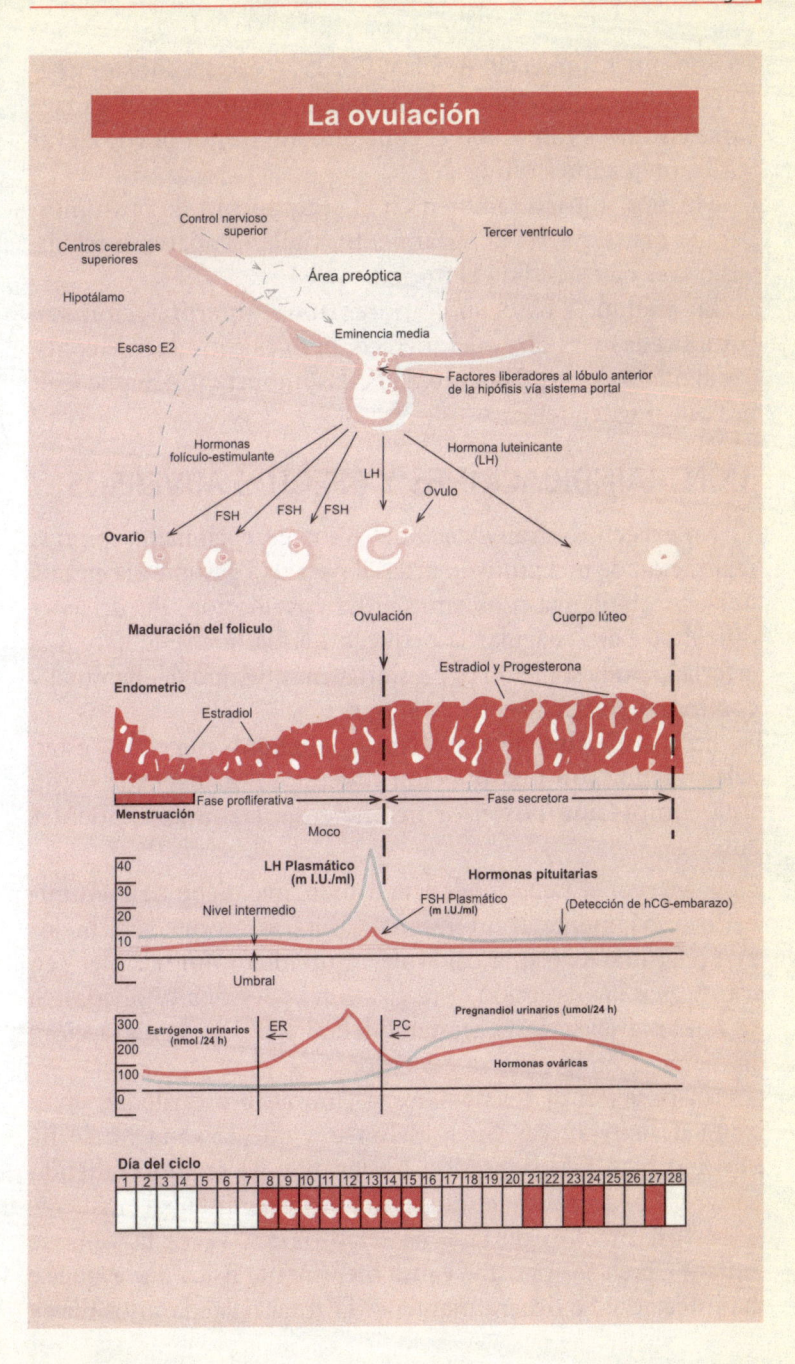

La ovulación

- Centros cerebrales superiores
- Control nervioso superior
- Tercer ventrículo
- Área preóptica
- Hipotálamo
- Escaso E2
- Eminencia media
- Factores liberadores al lóbulo anterior de la hipófisis vía sistema portal
- Hormonas folículo-estimulante
- LH
- Hormona luteinicante (LH)
- Óvulo
- FSH FSH FSH
- Ovario

Maduración del folículo — Ovulación — Cuerpo lúteo

Endometrio
Estradiol
Estradiol y Progesterona

Menstruación — Fase proliferativa — Fase secretora
Moco

LH Plasmático (m I.U./ml) — **Hormonas pituitarias**
40
30
20 — Nivel intermedio — FSH Plasmático (m I.U./ml) — (Detección de hCG-embarazo)
10
0
Umbral

300 — Estrógenos urinarios (nmol /24 h) — ER — PC — Pregnandiol urinarios (umol/24 h)
200
100 — Hormonas ováricas
0

Día del ciclo

| 1 | 2 | 3 | 4 | 5 | 6 | 7 | 8 | 9 | 10 | 11 | 12 | 13 | 14 | 15 | 16 | 17 | 18 | 19 | 20 | 21 | 22 | 23 | 24 | 25 | 26 | 27 | 28 |

59

Son muchísimos (PSA, CEA, CA 19.9, CA 25, enolasa neuronal, beta HCG, alfa fetoproteína...) y algunos pueden elevarse en varios tumores o al contrario, un tumor puede elevar varios marcadores tumorales.

Muchos se usan también en el seguimiento de un tumor: para ver la respuesta al tratamiento, vigilar si aparecen recidivas o si se ha extendido el tumor.

En cualquier caso, su comprensión e interpretación son complicadas y es tarea del médico, pero es conveniente conocer al menos su fundamento dadas las importantes implicaciones que pueden tener.

CONTRAINDICACIONES Y EFECTOS ADVERSOS

No existen contraindicaciones o son excepcionales, como la realización de una punción arterial para una gasometría en una persona que tenga problemas en la coagulación. Puede tener dificultad para coagular la pequeña herida que se le hace a la arteria, pero la solución es presionar más tiempo del habitual y con más fuerza en la zona de la punción.

En cuanto a los efectos adversos, son también pocos y están relacionados con una punción dificultosa, inadecuada o con una compresión posterior insuficiente. Los más frecuentes son:

- Mareo: si tiene tendencia a marearse, debe de comunicarlo previamente al profesional sanitario, ya que será mejor evitar el mareo o una caída de resultados imprevisibles (en estos casos la extracción se realiza con la persona tumbada). Si se nota mareo o cierta inestabilidad al terminar la extracción, lo mejor es no levantarse y decirlo.

- Aparición de un hematoma (moratón o cardenal) en la zona de extracción. Suele deberse a que la vena no se ha cerrado bien tras la presión posterior y ha seguido saliendo sangre. Puede aplicarse una pomada (preguntar al médico).

- Inflamación de la vena (flebitis). A veces la vena se inflama, bien sea por una causa meramente física o por que se ha infectado. Se deberá mantener la zona relajada unos días y se puede aplicar una pomada. Si el problema persiste o aparece fiebre deberá consultarse con un médico.

SABÍA USTED QUE...

- Si usted es seguidor del Tour de Francia (o de la Vuelta Ciclista a España), habrá oído hablar de los «vampiros». ¿Quiénes son? Son unos médicos que realizan extracciones de sangre a los corredores aleatoriamente, con el fin de determinar, entre otras cosas, su hematocrito. Si es muy alto (generalmente por encima del 50 por 100), es signo de que el organismo fabrica más hematíes de lo normal y esto ayuda al ciclista a tener más oxígeno en sus músculos (no olvidemos que son los hematíes quienes llevan el oxígeno desde el pulmón a todas las células del cuerpo). Esto suele deberse a que se ha administrado una hormona que fabrica el riñón, la eritropoyetina, que induce la fabricación de hematíes. Los ciclistas que hacen esto partirían con ventaja de forma artificial, por lo que está penalizado.
- Los médicos antiguos tenían una famosa terapia, la sangría. Consistía en realizarle una extracción de sangre al enfermo con el fin de depurar su organismo de algo que le pudiera estar contaminando. La mayoría de las ocasiones resultaba inútil, salvo para dejar al enfermo tranquilo: si un loco estaba muy agitado, no había mejor manera de dejarle medio dormido que extrayéndole dos litros de sangre. Aún así, la sangría continúa usándose en una enfermedad, la poliglobulia (exceso de glóbulos rojos), ya que si aumenta mucho el hematocrito, la densidad de la sangre aumenta tanto que hay riesgo de producirse trombosis en los vasos sanguíneos.
- Es frecuente leer nombres en la medicina que aparentemente resultan incomprensibles, pero en realidad tienen una interpretación muy simple. Por ejemplo HIPER (mucho), HIPO (poco),

FILIA (aumento) y PENIA (disminución). Así será mucho más fácil entender a un médico que dice: «su abuelo tiene hiponatremia y trombopenia por la cirrosis avanzada que posee». Por tanto tendrá bajo el sodio y también las plaquetas por una enfermedad hepática. Aún así, para aclarar cualquier duda es mejor preguntar directamente al médico.
- Las hormonas influyen sobre el metabolismo en muchas vías y cada una tiene múltiples efectos. Por eso no se debe tomar ninguna hormona sin que un médico lo prescriba, ya sea para desarrollar la musculatura, para modificar la sexualidad o para mantenerse activo. Tanto a corto como a largo plazo pueden aparecer efectos indeseables que pueden no tener remedio.

CUESTIONARIO

1. **Una persona diabética es aquella que:**
   a) Tiene el ácido úrico alto.
   b) Tiene la glucosa alta.
   c) Tiene el calcio alto.
   d) Tiene la creatinina alta.

2. **La anemia es:**
   a) El exceso de glóbulos rojos.
   b) La falta de sangre.
   c) La falta de leucocitos.
   d) La disminución de hemoglobina en la sangre, que traduce la falta de glóbulos rojos.

3. **Las transaminasas hepáticas altas quieren decir:**
   a) Que se padece una enfermedad hepática grave.
   b) Que se padece una enfermedad hepática leve.
   c) Que se padece una enfermedad que afecta al hígado, sin que se pueda, a priori, determinar su gravedad: puede desde no tener apenas importancia (generalmente) hasta ser una enfermedad grave.
   d) Que se ha bebido mucha leche.

4. **El INR sirve para:**
   a) Medir la tensión arterial.
   b) Ver el estado de la coagulación, especialmente en pacientes que toman anticoagulantes orales (como el acenocumarol, de nombre comercial *sintrom*).
   c) Para determinar si existe insuficiencia renal.
   d) Para determinar si existe insuficiencia respiratoria.

5. **La creatinina alta indica:**
   a) Que existe una salud plena.
   b) Que existe insuficiencia renal.

c) Que existe insuficiencia hepática.
d) Que se padece gota.

6. **Una gasometría arterial suele realizarse cuando:**
   a) Hay dificultad respiratoria.
   b) Se piensa que falta vitamina A.
   c) No se puede extraer sangre de la vena.
   d) Se piensa que se ha sufrido un infarto agudo de miocardio.

7. **Señale lo falso respecto a la gasometría:**
   a) La gasometría mide los gases, oxígeno y dióxido de carbono en la sangre.
   b) El valor de los gases no es el mismo si la sangre es arterial o venosa, ya que la sangre arterial ha realizado el intercambio de gases en los pulmones y por tanto el oxígeno será más alto y el dióxido de carbono más bajo.
   c) La sangre venosa será más pobre en oxígeno y más rica en dióxido de carbono.
   d) La sangre arterial será más pobre en oxígeno y más rica en dióxido de carbono.

ANÁLISIS DE ORINA

FUNDAMENTO TEÓRICO

La orina se produce al pasar la sangre por los riñones. Éstos filtran la sangre para depurarla de algunas sustancias tóxicas o inútiles para nuestro organismo.

La sangre, antes de pasar por los riñones, ha pasado por todo nuestro organismo y cualquier enfermedad que se manifiesta en la sangre puede hacerlo también en la orina, ya que es un producto de ella. Además la orina puede alterarse cuando hay una enfermedad propia del aparato urinario (riñones, uréteres, vejiga, próstata en el varón y uretra).

Como la orina se produce poco a poco, es diferente si analizamos una muestra aislada o si analizamos la orina de seis, doce o veinticuatro horas. Por una parte vemos la cantidad de orina que fabricamos, algo importante en las enfermedades del aparato urinario y en algunas del corazón. Por otra podremos determinar la cantidad de algunos elementos que se depuran en determinado tiempo.

En general hablaremos de las muestras aisladas, que son las que con mayor frecuencia se recogen y sobre las que más puede ayudar tener ciertas nociones básicas.

PRINCIPALES INDICACIONES

Sospecha de enfermedad del aparato urinario en general, sobre todo:

- Infección de orina.

- Insuficiencia renal: la insuficiencia renal se produce cuando la depuración de la sangre es inadecuada y sus causas son muy numerosas. Por supuesto, suele tener un reflejo en la orina.

Para ver el daño de determinadas enfermedades al aparato urinario, principalmente:
- Diabetes mellitus.
- Hipertensión arterial.
- Otras enfermedades, que incluyen un amplio grupo, imposible de enumerar: enfermedades del sistema inmunológico, infecciones no urinarias, tumores...

Para comprobar si existen en la sangre (y por tanto en la orina) determinados elementos. Normalmente para comprobar si se han consumido:
- Tóxicos.
- Drogas.
- Fármacos.

MÉTODO

Se debe tener un envase limpio, mejor si es estéril (se obtiene en farmacias y centros sanitarios).

La mejor hora para tomar una muestra es la primera hora de la mañana, ya que la orina está más concentrada y puede mostrar mejor las posibles irregularidades.

Para recoger la orina se limpiará la cabeza del pene o la vagina con agua y jabón secando con una toalla seca y limpia.

Al orinar hay que dejar caer la primera parte de la orina al inodoro y luego se pone el envase limpio para recoger unos 50 a 80 centímetros cúbicos. Luego se cierra el envase herméticamente hasta su entrega al personal sanitario.

El mejor análisis se realiza con la orina recogida hace menos de 15 minutos.

El análisis de orina pude hacerse mediante distintos métodos, que darán información diferente. Los principales métodos son:

- Tiras reactivas: las tiras reactivas de orina consisten en unas pequeñas cintas de plástico rígido, de unos pocos centímetros de longitud y alrededor de medio centímetro de anchura, a las que van pegados unos reactivos, que son diferentes dependiendo de lo que se quiera analizar. Los reactivos son unos pequeños cuadraditos de un material poroso, de colores suaves. Según las tiras, puede haber diferente número de ellos a lo largo de la misma. Se introduce en la orina una tira fina y se empapa. Después se interpreta el resultado en función de los cambios que se produzcan en ella.

- Sedimento de orina: se procesa la muestra en unos aparatos que girarán la orina a gran velocidad, separándose así la parte de la orina que más pesa (la que se ha sedimentado). En el sedimento se encontrarán gérmenes, células, proteínas, hidratos de carbono o lípidos. Todo esto se puede observar en un microscopio.

- En el análisis de orina de varias horas se recoge la orina de seis, doce o veinticuatro horas, para determinar cómo depura el riñón distintas sustancias en el tiempo (según qué sustancia, será suficiente con seis horas o se precisará la orina de veinticuatro horas). También es importante el volumen de orina (la cantidad total de orina), especialmente en enfermedades del riñón y del corazón.

INTERPRETACIÓN

Hay sustancias que pueden modificar el resultado de un análisis de orina. Algunas son:

- Medicamentos (pueden cambiar el color de la orina, por lo que no debe de ser tomado como una anormalidad):
  – Cloroquina.
  – Hierro.
  – Levodopa.
  – Nitrofurantoína.
  – Fenotiacina.
  – Fenitoína.
  – Riboflavina.
  – Triamterene.

- El exceso de vitamina C puede interferir en el resultado del análisis de orina.

El aspecto de la orina (apariencia y color) es lo primero que hay que tener en cuenta. El color debe de ser desde transparente hasta amarillo oscuro. Podemos encontrar diversas variaciones, como que la orina sea clara, turbia, amarilla clara o amarilla oscura, roja, verde, azul...

- La orina turbia puede deberse a ala presencia de pus o infecciones.
- La orina con color amarillo oscuro puede darse en presencia de urobilinógeno o bilirrubina (lo que orientará hacia enfermedades hepáticas o biliares).
- Si el color es rojo sugiere que hay hematíes o hemoglobina.
- La infección por pseudomonas puede dar color verde a la orina.

Vamos a referirnos a la interpretación del sedimento de orina y de las tiras de orina, que dan un resultado mucho más pobre (generalmente indican si existe o no una sustancia y su cantidad aproximada: cuerpos cetónicos, útiles para las descompensaciones de los diabéticos, nitratos, para infecciones de orina...). El análisis de la orina de varias horas es de interpretación muy compleja (se realiza normalmente en enfermos ingresados en un hospital).

Tiras de orina

Podemos obtener con ellas dos tipos de resultados (en función del tipo de tira):

CUALITATIVAS

Si cambian de color son positivas (la orina contiene la sustancia que buscan) y si no cambian son negativas. No dan idea de si hay mucha o poca concentración de la sustancia, sólo dicen si hay o no. Un ejemplo son los tests de embarazo.

CUANTITATIVAS

Además de dar positivo, pueden cambiar mucho o poco de color, dando idea de si hay mucho o poco del producto que pretenden analizar en la orina. Traen una escala de colores en el envase: se coloca la tira al lado de la escala y se ve a cuál de los colores se parece más. El número que trae debajo dicho color dirá la concentración aproximada de la sustancia en la orina. Un ejemplo son las que miden la glucosa. Hay tiras que miden varias sustancias a la vez, como sangre, leucocitos, glucosa, proteínas... La escala de colores del envase lleva las referencias del color en el mismo orden que la tira. Se coloca la tira a lo largo de la escala: el primer cuadro de la tira coincide con el primero de la escala y así sucesivamente.

Sedimento de orina

En el análisis químico de la orina podemos medir los siguientes parámetros (los parámetros que llevan asterisco, *, no aparecen en la orina normal):

- Bilirrubina *
- Glucosa *
- Hemoglobina *
- Cuerpos cetónicos (cetonas) *
- Nitritos *
- Medición del ph
- Proteínas *
- Densidad de la orina
- Urobilinógeno: puede haber trazas de urobilinógeno en la orina normal.
- Presencia de bacterias u otros microorganismos *
- Cristales *
- Grasas *
- Hematíes *
- Células:
- De los túbulos renales
- Epiteliales
- Leucocitos *

Los parámetros y resultados más importantes del sedimento de orina son:

CONCENTRACIÓN

La concentración de la orina debe de ser entre 1.006 a 1.030. Puede variar en función de la hora del día, de la cantidad de comida tomada o de si se ha realizado ejercicio. El aumento o disminución exagerados y que no sean debidos a las variables propias de horario de recogida, exceso de comidas o ejercicio puede deberse a problemas de la función renal.

PH

El ph de la orina debe de estar entre 4,6 y 8,0. La orina con ph más alcalino (ph> 7,5) disminuye la formación de piedras en la vía urinaria y puede favorecer el efecto de ciertos antibióticos. Aumenta la formación de cálculos de carbonato cálcico, fosfato cálcico y fosfato de magnesio. La orina ácida (ph< 5) tiene tendencia a producir cristales de xantina, cistina, ácido úrico y oxalato cálcico, disminuyendo la formación de ciertas piedras y de infecciones.

LEUCOCITOS (LEUCOCITURIA)

Generalmente indican infección, pero no es siempre así, ya que algunas enfermedades del riñón también pueden presentar leucocituria. Para pensar que existe infección debe haber al menos cinco leucocitos en el campo del microscopio que mira. También existen casos en los que hay infección de orina y no hay leucocituria, por ejemplo cuando el enfermo ya está tomando un antibiótico.

HEMATÍES (HEMATURIA)

Puede ser signo, también, de infección de orina, pero hay que tener en cuenta otras enfermedades, como el cólico nefrítico (un cálculo, pequeña piedrecita, está situado en la vía urinaria y hasta que es expulsado irrita dicha vía), traumatismos de la vía urinaria, enfermedades de la próstata, vejiga y con menos frecuencia, del propio riñón. Tras ejercicio físico intenso puede haber también hematuria.

BACTERIAS (BACTERIURIA)

Como es lógico pensar, suele deberse a infección de orina, pero no siempre es así.

NITRATOS

Las bacterias fabrican, entre otras sustancias, nitratos, por lo que es un signo más de infección. Como estamos viendo, son muchos los parámetros que pueden orientar hacia infección de orina. Se debe a que una de las principales indicaciones del sedimento de orina es descartar la infección urinaria y su diagnóstico se realiza con la conjunción de la clínica del enfermo y el resultado, entre otras pruebas, del análisis de orina.

GLUCOSA (GLUCOSURIA)

Si hay glucosa en la orina es que la glucosa está elevada en la sangre, por una diabetes o por otra razón. Si se acompaña de cuerpos cetónicos, puede ser que la diabetes no esté controlada.

PROTEÍNAS (PROTEINURIA)

La presencia de proteínas en la orina es un indicador de problemas renales, como la glomerulonefritis. Si la pérdida de proteínas es abundante se produciría un síndrome nefrótico, con aparición de edemas.

CILINDROS (CILINDRURIA)

Los cilindros de la orina se forman al pasar elementos sólidos por los tubos finos del sistema urinario, situados dentro del riñón. Según el tipo de cilindros, indican enfermedad y de qué tipo de enfermedad se puede tratar.

Los cilindros hialinos son proteínas acumuladas y suelen acompañarse de proteinuria. Pueden encontrase cilindros hialinos tras un ejercicio intenso.

La presencia de cilindros celulares granulosos son acumulaciones de partículas celulares de desecho de glóbulos blancos y células epiteliales. Pueden aparecer tras el ejercicio intenso y en diversas enfermedades renales.

BILIRRUBINA (BILIRRUBINURIA)

La presencia de bilirrubina en orina es un indicador de problemas hepáticos o de las vías biliares.

CONTRAINDICACIONES Y EFECTOS ADVERSOS

Contraindicaciones como tal no existen.

Debemos citar que en ocasiones la extracción de la muestra puede resultar dolorosa. Se trata de los casos en los que el enfermo tiene dificultad para orinar porque tiene una obstrucción en la vía urinaria y cuando no controla el esfínter vesical (no controla la salida de la orina). En ambos casos se colocará una sonda dentro de la vía urinaria para recoger la muestra (en el primer caso se debe colocar de todas maneras). Debe hacerse en una cama o camilla y de forma aséptica, generalmente en medio hospitalario.

SABÍA USTED QUE...

- ¿Sabe usted de dónde le viene el apellido a la Diabetes? Los médicos de hace muchos años no tenían los medios diagnósticos actuales, por lo que exprimían la exploración del enfermo para llegar a un diagnóstico. En el caso de los diabéticos, como al probar su orina era dulce como la miel (Mellitus en latín), le pusieron ese apellido.
- Igual que en el ciclismo están los «vampiros» para determinar si se ha consumido alguna sustancia prohibida, sobre todo eritropoyetina, en otros deportes (a veces también en ciclismo) hay análisis de orina para determinar si se han consumido sustancias prohibidas: estimulantes, drogas... Si no se está de acuerdo con el resultado se puede solicitar un segundo análisis (contranálisis).
- En las urgencias de los hospitales con frecuencia se atienden a personas en estado de intoxicación aguda por alguna droga o que han tomado un medicamento en cantidad peligrosa (por error o porque ha habido intento de suicidio). En estos casos, además de la exploración y de lo que cuente el enfermo o los acompañantes,

es importante realizar una determinación de drogas o fármacos en sangre u orina (generalmente esta última). Muchas veces no se cuenta toda la verdad y para un tratamiento adecuado debe saberse qué se ha tomado. Tras esto surge un dilema: si el enfermo no está consciente (o tiene bajo nivel de consciencia) y viene sin acompañantes, ¿se avisa a la familia? Como siempre en la medicina, los límites son imprecisos y es la mayoría de edad lo que hace tomar la decisión. Todos conocemos a personas de diecisiete años responsables y a personas de diecinueve que no lo son, pero lo que dice la ley es que si el enfermo es menor de edad, se debe informar sobre su estado y sobre lo consumido a la familia (o tutores), mientras que si es mayor de edad, no.

- El balance hídrico es la diferencia de agua que hay entre lo que ingerimos y lo que expulsamos. Lo que ingerimos es a través de los líquidos y de los alimentos sólidos, que también contienen agua. Lo que expulsamos es a través de la orina y en menor cantidad a través de las heces o el sudor (lo que se denomina pérdidas insensibles, que en un adulto suelen ser 500 cc). Normalmente el balance es neutro, es decir, ingerimos lo mismo que expulsamos, pero hay enfermedades en las que se retiene líquido y se acumula en el organismo (en el pulmón, miembros, abdomen...), como sucede en la cirrosis, enfermedades cardíacas graves (como la insuficiencia cardíaca) o cuando el riñón no realiza bien su función. En estos casos es importante conocer el balance hídrico exacto.

CUESTIONARIO

1. **Si en el análisis del sedimento de orina hay bacterias:**
   a) Seguro que se trata de una infección de orina.
   b) Es probable que se trate de una infección de orina.
   c) Es normal tener bacterias en la orina.
   d) Se debe acudir de inmediato al hospital.

2. **En las enfermedades del riñón y del corazón graves:**
   a) Da igual conocer la cantidad de orina de un día.
   b) La orina es roja.
   c) Debe realizarse el balance hídrico: la diferencia entre lo que se ingiere y lo que se expulsa, para conocer así si se está reteniendo líquido.
   d) La orina es más clara.

3. **En un cólico nefrítico encontraremos en el análisis de orina con frecuencia:**
   a) Hematíes, debido a la irritación de la vía urinaria.
   b) Numerosas bacterias y hongos.
   c) No afecta al análisis de orina.
   d) Tres leucocitos, dos hematíes y una bacteria llamada cólica.

4. **Los nitritos en el análisis de orina orientan hacia**
   a) Insuficienccia renal.
   b) Intoxicación por drogas.
   c) Abundante ingesta de zanahorias.
   d) Infección de orina.

ANATOMÍA PATOLÓGICA

FUNDAMENTO TEÓRICO

El cuerpo humano está compuesto por sistemas o aparatos (el digestivo, urinario, cardiovascular, nervioso...), que a su vez están compuestos por órganos, por ejemplo el aparato digestivo por estómago, esófago, intestino delgado... Los órganos están compuestos por tejidos, el estómago posee tejido muscular, y los tejidos están formados por células (su agrupación forma fibras).

La célula es la unidad funcional (capaz de realizar una función específica) del cuerpo humano. Toda enfermedad se manifiesta de una u otra forma en las células, por lo que su observación puede ser muy útil para estudiar la patología humana, bien para el diagnóstico, para el tratamiento o para seguir la evolución. En anatomía patológica no siempre es la célula lo que se analiza, ya que en un tejido hay más elementos entre las células que se pueden ver afectados.

El análisis de anatomía patológica (ver la anatomía anormal en caso de enfermedad) se realiza tras la extracción de una muestra, que será procesada para que un especialista de anatomía patológica la analice con el microscopio.

En ocasiones el procesamiento es sencillo, como por ejemplo ver una citología (muestra de células) del útero, ya que bastará con extender la muestra. Otras veces, cuando la muestra es más grande, la pieza deberá cortarse en finos trozos para el análisis.

Para obtener información de las células, generalmente se realizan una serie de tinciones que diferenciarán y mostrarán con mayor precisión las estructuras que se analizan.

La observación de las células se realiza con un microscopio, que consiste en un conjunto de lentes que amplían el tamaño de las células para así verlas mejor. Los microscopios varían en su precisión, desde un microscopio óptico normal hasta uno electrónico sofisticado, que llega a ver claramente la estructura de los componentes celulares, pero resultan muy caros, por lo que no todos los centros sanitarios los poseen, sólo aquellos que realizan investigación. De todas maneras, para realizar el análisis convencional de anatomía patológica bastará con un microscopio óptico.

PRINCIPALES INDICACIONES

Los análisis de anatomía patológica se realizan generalmente:

- Para detectar precozmente enfermedades muy prevalentes y en las que se ha demostrado que la prevención resulta útil, como la citología de útero en las mujeres.

- Para diagnosticar enfermedades que no se consigue su diagnóstico por métodos no invasivos (que no agreden el organismo). Esta es la indicación más frecuente, ya que muchas veces el médico sospecha una enfermedad pero precisa ir a la lesión y analizarla para tener un diagnóstico claro.

MÉTODO

La prueba se realiza extrayendo directamente una muestra de donde el médico considera necesario.

Podemos dividir la muestra en dos tipos:

- Citología (se extraen unas células aisladas): la muestra es menor y generalmente por ello es menos agresiva. Puede ser desde un esputo hasta el contenido de un tejido extraído con una torunda (madera con algodón) o por medio de una punción con una aguja fina en el abdomen o tórax. Habitualmente no es necesario anestesiar al realizar la prueba.

- Biopsia (se extrae un trozo de tejido): la muestra es mayor y por tanto más dolorosa. Suele ser preciso por ello anestesiar, y en función de dónde sea la biopsia, la anestesia

Anatomía patológica

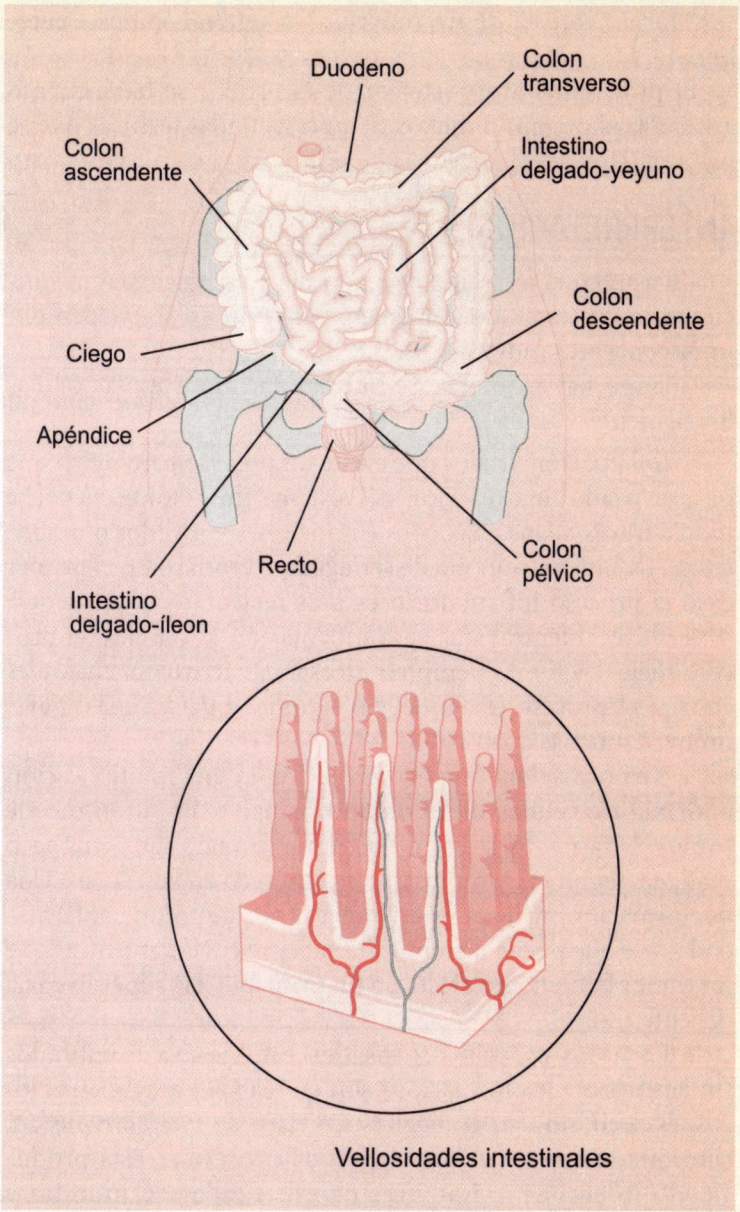

Ilustración de algunos de los órganos que componen el aparato digestivo y una ampliación del tejido en el intestino delgado.

será local (biopsia de un músculo) o general (biopsia cerebral).

El procesamiento posterior de la prueba se hará cuanto antes y tardará más o menos tiempo según las técnicas que se realicen (tinciones, cortes...).

INTERPRETACIÓN

Interpretar el resultado de anatomía patológica es muy difícil y sólo corresponde al médico, pero aún así se pueden dar unos conceptos muy básicos.

Cuando hay patología, se pueden encontrar en las células los siguientes cambios:

- Inflamación: indica que existe un proceso patológico que ha provocado una reacción del sistema inmunológico, sobre todo a través de los leucocitos (linfocitos, neutrófilos o monocitos). La inflamación puede ser aguda o crónica. En el primer caso el proceso inflamatorio es más reciente o se encuentra más activo, mientras que si la inflamación es crónica, el proceso suele llevar más tiempo o no está tan activo. En cualquier caso, si el proceso es agudo, no significa que sea más grave, influyen muchas otras cosas.
- Neoformación: una neoformación es una multiplicación anormal de células que no son normales. Es sinónimo de tumor. Una neoformación (o tumor) puede ser benigna o maligna, según los cambios que se observen en las células. Una neoformación maligna es un cáncer (por tanto una enfermedad grave que puede disminuir la supervivencia), mientras que un tumor benigno no afecta en un principio a la supervivencia del enfermo.
- Cambios específicos: los dos cambios ya nombrados (inflamación y neoformación) son en realidad muy inespecíficos, es decir, no dan el diagnóstico claro de una enfermedad, sino que orientan hacia qué tipo de proceso se está produciendo. Además, muchas veces no existe inflamación ni tampoco células neoplásicas, ya que la enfermedad puede no producir estos cambios. Para diagnosticar con claridad determinadas

enfermedades, es preciso ver en las células (en sus componentes: núcleo, citoplasma con las organelas y membranas) signos más específicos, se haya producido o no inflamación o neoformación: partículas de microorganismos, filamentos, punteados de color...

CONTRAINDICACIONES Y EFECTOS ADVERSOS

El riesgo de una biopsia o citología depende del lugar de extracción y del enfermo (no es igual una biopsia de piel de un joven sano que una biopsia pulmonar en un anciano gravemente enfermo). Por ello es importante que el médico informe adecuadamente de todo el proceso y que el enfermo (o sus tutores si es menor de edad) de su consentimiento de forma responsable, una vez conozca los riesgos.

Antes de la toma de la muestra conviene tener claros dos aspectos:

- Estado de la coagulación: si existe un trastorno de la coagulación se debe realizar una prueba invasiva, como puede ser una biopsia, con mayor precaución o incluso se pospondrá hasta que se corrija.
- Alergias medicamentosas previas: si se procede a poner anestesia, previamente, como en todos los ámbitos de la medicina, es importante conocer las alergias medicamentosas, para evitar así que se produzcan.

SABÍA USTED QUE...

- Cáncer significa «cangrejo» (recordemos el símbolo del zodiaco). Cuando se estudiaron las primeras piezas de cáncer de mama, se le puso dicho nombre por su parecido con el crustáceo: un cuerpo y numerosos brazos que se extendían en profundidad.
- Los dos únicos Premios Nobel de medicina españoles, Severo Ochoa y Santiago Ramón y Cajal, obtuvieron el prestigioso galardón

> por el estudio de la célula. El primero investigó el ADN, que es la parte del núcleo celular que posee la carga genética (y por tanto responsable de la división celular). El aragonés universal estudió la estructura microscópica del sistema nervioso. Para ello tuvo que perfeccionar sus propios microscopios y cortar las piezas con una precisión extraordinaria. Tras mucho trabajo obtuvo el Nóvel, apadrinando así a la neurona, la célula del sistema nervioso y su unidad funcional.

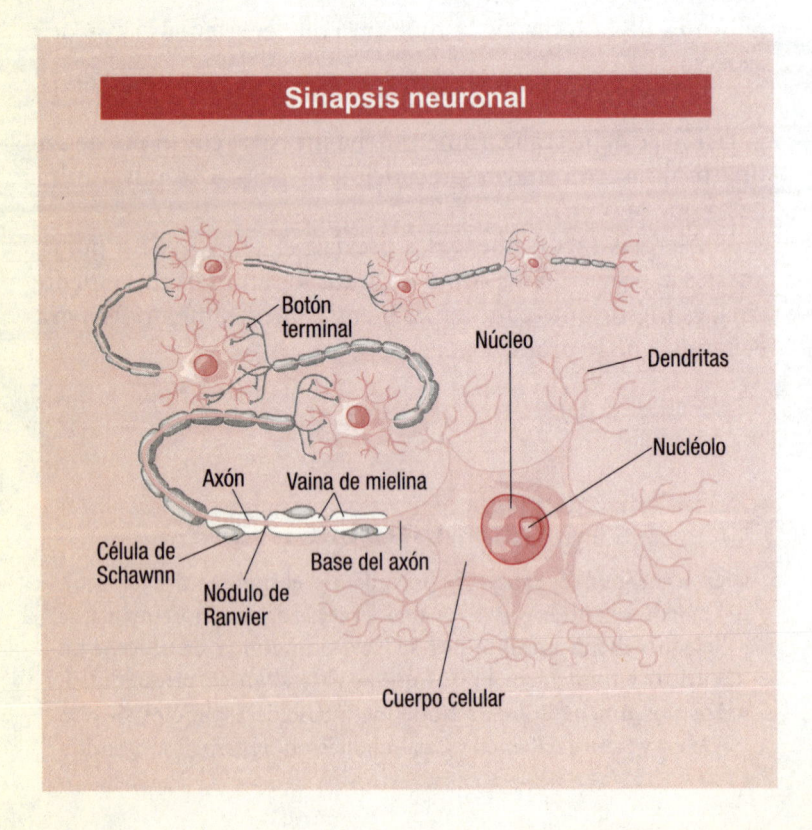

Sinapsis neuronal

- Botón terminal
- Núcleo
- Dendritas
- Nucléolo
- Axón
- Vaina de mielina
- Célula de Schawnn
- Base del axón
- Nódulo de Ranvier
- Cuerpo celular

CUESTIONARIO

1. **Al realizar una biopsia es importante conocer previamente:**
   a) El país de origen del enfermo.
   b) El estado de la coagulación y, si se va a poner anestesia, las alergias medicamentosas previas.
   c) El diagnóstico seguro de la enfermedad que se estudia.
   d) No es preciso nada, bastará con el consentimiento del enfermo.

2. **Una neoformación celular es:**
   a) La inflamación de un tejido.
   b) Un cáncer.
   c) Una proliferación de células anormal, que puede ser benigna (tumor benigno) o maligna (tumor maligno o cáncer).
   d) Un lunar.

3. **La biopsia se diferencia de la citología en que:**
   a) Precisa el consentimiento del enfermo siempre.
   b) Se llama biopsia a la toma de células del tórax.
   c) No existe diferencia.
   d) En la biopsia se extrae un trozo de tejido celular y en la citología se extraen unas células, por lo que en la primera la información suele ser mayor.

4. **La inflamación aguda:**
   a) Indica mayor actividad inflamatoria que en la inflamación crónica.
   b) Indica siempre mayor gravedad que en la inflamación crónica.
   c) Indica menor gravedad que en la inflamación crónica.
   d) Es igual que la inflamación crónica.

MICROBIOLOGÍA

FUNDAMENTO TEÓRICO

La microbiología es el estudio de los microorganismos y en el caso de la medicina, de los microorganismos del cuerpo humano.

Los microorganismos tienen una compleja y amplia clasificación. No todos afectan al ser humano produciéndole enfermedad.

Los grupos más importantes son (abajo, en diferentes tablas, se exponen las principales familias de cada grupo de microorganismos):

- Bacterias.
- Virus.
- Hongos.
- Parásitos.

CLASIFICACIÓN BÁSICA DE BACTERIAS		
EUBACTERIAS GRAM-POSITIVAS	EUBACTERIAS GRAM-NEGATIVAS	BACTERIAS SIN PARED
Espiroquetas	Cocos	Micoplasmas
Helicoidales vibroides	Bacilos esporulados	
Bacilos y cocos aerobios	Bacilos no esporulados regulares	
Bacilos anaerobios	Bacilos no esporulados irregulares	
Cocos anaerobios	Micobacterias	
Rickettsias y clamidias	Actinomicetos nocardioformes	
Otros	Otros	

Clasificación básica de virus

virus RNA

Simetría icosaédrica

- *Picornaviridae* **Hepatitis A**
- *Caliciviridae* **Diarreas**
- *Flaviviridae* **Hepatitis C**
- *Togaviridae* **Rubéola**
- *Reoviridae* **Diarreas**
- *Retroviridae* **VIH**

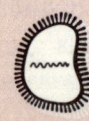

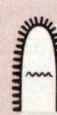

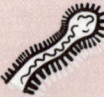

- *Paramixoviridae* **Paperas, Sarampión**
- *Rhabdoviridae* **Rabia**
- *Coronaviridae* **Resfriado común**
- *Filoviridae* **V. del ébola**
- *Orthomyxoviridae* **V. de la gripe**

virus DNA

Simetría icosaédrica

- *Parvoviridae*
- *Papovaviridae* **V. del papiloma**
- *Adenoviridae* **Infecciones respiratorias**
- *Hepadnaviridae* **Hepatitis B**
- *Herpesviridae* **V. del herpes**
- *Poxviridae* **V. de la viruela** (erradicada)

Microbiología

CLASIFICACIÓN BÁSICA DE VIRUS

VIRUS ADN	VIRUS ARN
Parvoviridae	Hepadnaviridae
Papovaviridae	Adenoviridae
Herpesviridae	Poxviridae
Picormaviridae	Caliciviridae
Filoviridae	Flaviviridae
Togaviridae	Coronaviridae
	Rhabdovaridae
	Paramyxoviridae
	Orthomixoviri-dae
	Bunyaviridae
	Arenaviridae
	Retroviridae
	Reoviridae

CLASIFICACIÓN BÁSICA DE HONGOS

ZYGOYCETES	ASCOMYCETES	BASIDIOYCETES	DEUTEROMYCOTA
Absidia	Sacchaomyces	Filobasidie lla	Candida
Cunnighamella	Hanse nula	Rhodosporidium	Cryptoco ccus
Mucor	Piedrae		Trichospo ron
Rhizomucor			Malassezia
Rhizopus			Epidermo phyton
Conidiobolus			Microspo rum
			Trichophy ton
			Histoplasma
			Sporothrix
			Coccidioides
			Aspergillus
			Fonsaeca
			Alternaria

PROTOZOOS	HELMINTOS
Móviles por flagelos 　Leishmania 　Trypanosoma 　Giardia 　Trichomonas 　Dientamoeba **Móviles por seudópodos** 　Entamoeba 　Acanthamoeba 　Naegleria 　Isospora 　Sarcocystis 　Toxoplasma 　Plasmodium 　Babesia	**Platelmintos (gusanos planos)** 　Monogenea 　Taenia 　Echinococcus 　Aspidogastrea 　Schistosoma 　Fasciola 　Paragonimus **Nemátodos (gusanos redondos)** 　Strongyloides 　Necator 　Ancylostoma 　Ascaris 　Toxocara 　Enterobius 　Wuchereria 　Loa 　Onchocerca 　Trichinella 　Trichuris

Los microorganismos pueden estar en el cuerpo humano de distintas formas:

• Flora saprofítica y microorganismos colonizadores: son microorganismos que habitan en el cuerpo humano de forma habitual, algunos realizando una función específica, como algunas bacterias intestinales que ayudan en el aparato digestivo a la absorción de determinados elementos. Por tanto, que determinados microorganismos habiten algunas partes del cuerpo humano es normal, aunque hay zonas donde no debe haber ningún microorganismo, como en el líquido cefaloraquídeo (rodea el sistema nervioso central) o en el corazón.

• Microorganismos en situación de infección: el microorganismo está en nuestro organismo sin ser parte de la flora microorgánica habitual, aunque no tiene porque dar síntomas, es decir, no tiene porque haber enfermedad. Es el paso previo a la enfermedad y no siempre se produce. Por este motivo, cuando se detecta infección sin enfermedad por un microorganismo peligroso, se debe intentar erradicar. Es lo que sucede, por ejemplo, con la tuberculosis: hay casos de infección, que se detecta por una prueba cutánea, sin que se haya producido todavía enfermedad. Debe prevenirse la enfermedad con un tratamiento en los casos donde hay alto riesgo de que se produzca.

• Enfermedad infecciosa: es una enfermedad cuya causa se debe a un microorganismo, que puede ser de los dos grupos nombrados. Un microorganismo que coloniza normalmente una parte del organismo, puede producir enfermedad, bien porque se extienda a zonas donde normalmente no está o bien porque comienza a ser más agresivo, generalmente porque la persona está más débil. Un ejemplo son muchas de las bacterias de la boca. La otra posibilidad es que un microorganismo no habitual en el organismo infecte primero y como consecuencia de ello produzca enfermedad. El plasmodium (un parásito) no coloniza normalmente nuestro organismo y una vez que lo infecta es frecuente que produzca enfermedad, la malaria o paludismo

PRINCIPALES INDICACIONES

Las pruebas de microbiología se solicitan:

• Cuando en una enfermedad se sospecha que hay infección o enfermedad infecciosa (causa microbiológica) y se precisa confirmar que realmente existe un microorganismo. Muchas veces no es necesario realizar pruebas microbiológicas, porque el diagnóstico es clínico, como por ejemplo en una gripe o en algunas infecciones de orina que no necesitan cultivo de orina, sólo sedimento de orina.

• Cuando se necesita conocer cual es el germen que causa la infección, generalmente para un adecuado tratamiento. Volviendo a un ejemplo similar al anterior, en algunos enfermos con sospecha de infección de orina debe cultivarse la orina para intentar aislar el microorganismo, por motivos diferentes (ya se han tomado antibióticos y el microorganismo puede ser resistente a algunos de ellos, el enfermo está grave...).

• Cuando se estudia un síntoma o una enfermedad cuya causa es desconocida y debe descartarse causa infecciosa. El ejemplo más significativo es la fiebre prolongada. Muchas veces no se sabe la causa (no siempre es por infección) y cuando persiste la fiebre se deben extraer muestras microbiológicas para descartar la causa infecciosa.

• Para realizar el seguimiento de una enfermedad infecciosa, tanto si la evolución es buena como si no lo es (más en este caso). Volviendo de nuevo al ejemplo de la infección de orina, en ocasiones tras finalizar el tratamiento es bueno solicitar un cultivo de orina para confirmar la curación.

MÉTODO

El estudio de los microorganismos es un proceso con dos pasos igualmente importantes: la extracción de la muestra y el procesamiento.

Es importante que la recogida de la muestra sea antes de iniciar un tratamiento antibiótico, ya que éste esteriliza las muestras (deja las muestras libres de microorganismos) y de poco servirá entonces realizar un cultivo. Hay ocasiones en las que el antibiótico no es efectivo contra el microorganismo, por lo que se podrá cultivar aunque esté con antibiótico, pero hay que intentar de todas maneras extraer la muestra antes del tratamiento.

Extracción de la muestra

La forma de obtener la muestra microbiológica depende de la infección que se quiera estudiar:

• Orina: se debe procesar la primera orina de la mañana. Los motivos son dos: al fabricarse la orina en el organismo durante muchas horas, los datos que obtenemos son más objetivos y, mucho más importante, al permanecer la orina durante 8-10 horas en la vejiga, se permite a las bacterias un crecimiento mayor, lo que facilita que cuando se haga el urocultivo, las colonias de bacterias se desarrollen mejor y permitan una mejor identificación. Para evitar la contaminación por microorganismos que colonizan la zona externa del aparato urinario se debe lavar el meato urinario (orificio de salida de la orina), especialmente las mujeres, ya que contaminan más fácilmente la orina (el método se explica más detenidamente en el capítulo II). Mientras se entrega la muestra debe guardarse en una nevera.

• Esputo: cuando se recoge un esputo por sospecha de infección respiratoria conviene que el esputo sea productivo (purulento). Si contiene sólo saliva es poco probable que dentro haya microorganismos. Para ello el primer esputo de la mañana suele ser el adecuado. En ocasiones se realiza un esputo inducido: se le ponen al enfermo unos inhaladores que facilitan que el esputo sea productivo. Mientras se entrega el esputo para el procesamiento debe guardarse en la nevera.

• Hemocultivos (cultivo de la sangre): se cultiva la sangre porque se sospecha que desde el foco de infección se sueltan microorganismos a la sangre. El momento de soltar microorganismos a la sangre suele coincidir con el momento de subida de la fiebre, por lo que los hemocultivos deben recogerse cuando hay fiebre o cuando está subiendo. Deben sacarse dos o tres hemocultivos, uno cada veinte o treinta minutos, para obtener mayor rentabilidad.

• Coprocultivo (cultivo de las heces) y parásitos en heces: el coprocultivo se recoge cuando se quiere aislar el microorganismo que causa una diarrea infecciosa y los parásitos en heces cuando se sospecha una infección intestinal por parásitos (una parasitosis intestinal). Se recogen en un bote las heces y mientras se entregan para el procesamiento deben guardarse en la nevera. A veces es difícil ver los parásitos en una sola muestra de heces, por lo que se hacen tres estudios para una mayor seguridad diagnóstica. No pueden utilizarse tres muestras de una misma deposición, han de ser de deposiciones distintas (no tienen porque ser de días diferentes, pero tampoco es preciso que sean días seguidos). En cuanto a la cantidad, es suficiente con un tamaño similar a una nuez.

• Serología: será suficiente con una extracción de sangre, independientemente de si hay fiebre, ya que lo que se estudiará no depende de la fiebre (se estudiará si existen los antígenos de un microorganismo o la reacción inmunológica, los anticuerpos, que desencadenan los microorganismos). En ocasiones es preciso extraer nuevas muestras para serología, ya que el título (la cantidad) de anticuerpos puede variar con el tiempo, observándose así la evolución de la infección.

• Otras muestras: se puede procesar prácticamente cualquier parte del organismo, ya que todos los órganos se pueden infectar: las partes blandas (piel y el tejido subcutáneo, es decir, el tejido blando que hay bajo la piel), el líquido cefalorraquídeo, una biopsia muscular, del corazón, del hígado o de cualquier otra zona.

Procesamiento de la muestra

La forma de procesar las pruebas microbiológicas es variada y depende del microorganismo/s que se busque y del sitio/s donde se busque. De forma global, se pueden realizar los siguientes procedimientos sobre las muestras:

• Visión directa: tras una serie de procesos de laboratorio y de tinciones de la muestra, se mirará por el microscopio para ver los microorganismos.

• Cultivo: la muestra se pone en un medio de cultivo para intentar que crezcan los microorganismos. Se cultivan en «discos», receptáculos circulares con sustancias que favorecen el crecimiento de los microorganismos. En el medio de cultivo se alimentan los microorganismos y según el resultado, se le pueden realizar una serie de técnicas que aislarán de forma más específica el microorganismo.

• Serología: de forma general, consiste en hallar antígenos (proteínas de los microorganismos) y anticuerpos (secretados

Prueba microbiológica

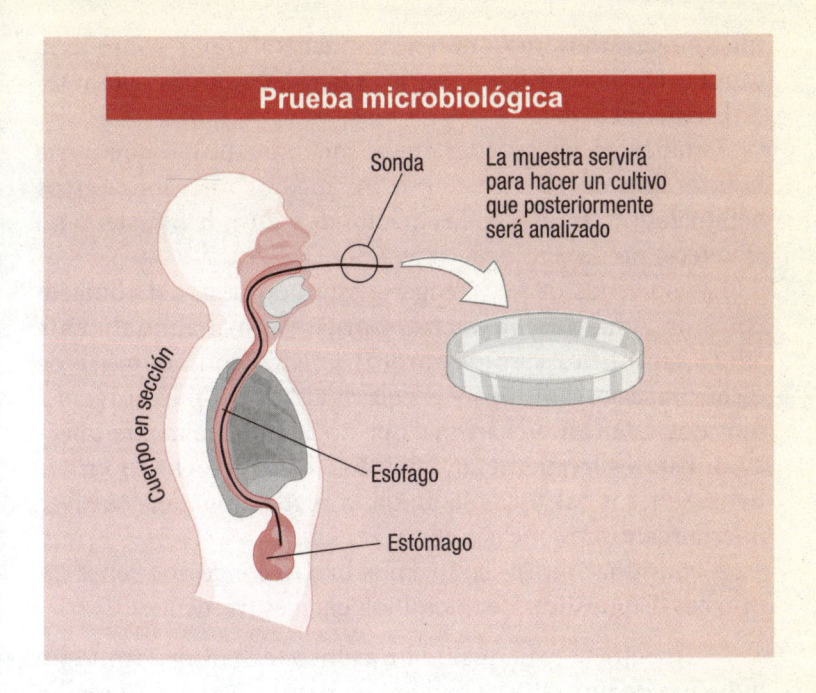

Sonda — La muestra servirá para hacer un cultivo que posteriormente será analizado

Cuerpo en sección

Esófago

Estómago

por los linfocitos para luchar contra los microorganismos: van dirigidos contra sus antígenos). Las técnicas usadas normalmente son inmunológicas, es decir, se usan también antígenos o anticuerpos que se unirán con otros antígenos y anticuerpos.

• Pruebas de biología molecular: son complicadas técnicas no disponibles en todos los laboratorios, que consiguen aislar partes de los microorganismos, como su ADN (la información genética que poseen).

INTERPRETACIÓN

Lo primero que hay que decir es que una prueba diagnóstica de microbiología sea positiva no significa necesariamente que existe enfermedad. Por una parte hemos de recordar que es normal encontrar algunos microorganismos en determinadas zonas del cuerpo. Por otra parte, a veces se encuentran microorganismos, pero no en cantidad suficiente como para causar enfermedad o no son los microorganismos causantes de la enfermedad.

También puede suceder que el microorganismo que causa la infección no se detecte por los medios microbiológicos habituales (no se aísla en los medios de cultivo habituales o no se detecta por la serología convencional)

Las muestras que al recogerse están expuestas al contacto con una zona que posee microorganismos habitualmente (flora saprofítica y colonizarora) pueden contaminarse de dichos microorganismos y el cultivo aislará los microorganismos que están en dicha zona, que no causan realmente infección. Esto es frecuente en las infecciones de orina o en los hemocultivos (al tocar la aguja la piel, se pueden cultivar microorganismos que colonizan la piel).

A continuación se darán unos breves conceptos sobre las pruebas diagnósticas de microbiología más frecuentes:

- Urocultivo: para que un urocultivo sea positivo (muestre infección de orina) debe contar con más de 100.000 unidades formadoras de colonias de microorganismos en el cultivo. Los microorganismos que normalmente causan infección de orina son bacterias y en segundo lugar hongos. En muchas ocasiones es suficiente un análisis de orina y se realizará un urocultivo tras el tratamiento o si la evulución no es adecuada, pero hay otras veces en las que debe realizarse el cultivo desde el principio, por ejemplo si el enfermo está grave por la infección o si ha tenido ya muchas infecciones de orina y se prevé que la bacteria será resistente a muchos antibióticos.

- Coprocultivo y parásitos en heces: en una diarrea infecciosa normalmente no se realiza coprocultivo, ya que con una dieta líquida suele curar. Pero cuando persiste mucho tiempo a pesar de la dieta líquida, si el enfermo está grave o las características de la diarrea hacen pensar que se trata de un microorganismo que se debe cultivar y tratar (por ejemplo si las heces tienen sangre, moco y pus o si viene de un país tropical), debe realizarse un coprocultivo (o parásitos en heces si procede). En cuanto al resultado, por supuesto debe ser interpretado por el médico, que decidirá si es preciso poner tratamiento antibiótico.

- Hemocultivos: para que el resultado de un hemocultivo sea realmente creíble, debe darse en dos de tres hemocultivos (recordemos que siempre se extraen al menos dos hemocultivos). Los hemocultivos tienen especial importancia en la endocarditis infecciosa, que es la infección de la zona interior del corazón, en contacto directo con la sangre (normalmente de las válvulas del corazón). Es una enfermedad grave y como el sitio de la infección está en contacto continuo con la sangre, habitualmente los hemocultivos son positivos. En cualquier caso es una prueba que se realiza habitualmente en el ámbito hospitalario y es a los médicos del hospital a quienes corresponde la interpretación.

- Cultivo de partes blandas: las infecciones de la piel y del tejido subcutáneo se dan sobre todo en pacientes diabéticos (tienen mal los vasos sanguíneos y esto facilita la infección) y en personas que no se mueven apenas y se le forman escaras (la piel y el tejido muscular subcutáneo son sometidos mucho tiempo a una presión, lo que facilita que se formen heridas que fácilmente se infectan). Con frecuencia tienen fiebre por infección de las lesiones de la piel y del tejido subcutáneo. La infección suele ser por varios microorganismos y cada uno puede tener distinta sensibilidad a los antibióticos, por lo que es conveniente recoger un cultivo antes de iniciar el tratamiento antibiótico para que así el antibiótico (o los antibióticos) sea apropiado para todos los microorganismos.

- Líquido cefalorraquídeo: al líquido que rodea el sistema nervioso central se le pueden realizar prácticamente todas las pruebas de microbiología: visión directa en el microscopio en busca de microorganismos, cultivo, pruebas inmunológicas (serología) o pruebas de biología molecular. La extracción del líquido cefalorraquídeo no es sencilla y se realiza cuando se sospecha infección del sistema nervioso central, meningitis o encefalitis.

- Serología: el suero es la parte de la sangre sin células ni proteínas pesadas. En el suero se pueden detectar antígenos de microorganismos (partes de ellos, generalmente de su envoltura) y anticuerpos (elementos de defensa secretados por los linfocitos que se unen a los antígenos). Los anticuerpos son de cinco tipos (IgA, Ig,M, IgD, IgG e IgE). Los que hay que tener más en cuenta en la serología son el IgM y el IgG. El primero indica que la infección es reciente y el IgG indica que la infección no es reciente (hay ya memoria contra el microorganismo), aunque puede estar activa en ese momento. Por este motivo, si al hacer la serología se observa que el anticuerpo elevado es IgG, habitualmente ese microorganismo no es el responsable del cuadro y sí se piensa si el anticuerpo elevado es IgM. De todas maneras, no siempre se diferencia entre anticuerpos IgG y anticuerpos IgM. Hay dos consideraciones más que hacer respecto a la serología. Por una parte el título de anticuerpos, que determina la cantidad de anticuerpos que hay contra el antígeno de un microorganismo, ya que puede ser normal tener algunos anticuerpos, pero por encima de un número determinado (a partir de determinado título), la sospecha de infección activa es alta. Por otra parte, nuestro sistema defensivo puede tardar un tiempo en crear los anticuerpos, por lo que el título subirá con el tiempo. En estos casos es importante repetir seriadamente la serología para ver la evolución del título de anticuerpos, si aumentan (infección actual o reciente), si se mantienen o si disminuyen (la infección está mejorando). El periodo que transcurre mientras aumentan los anticuerpos se denomina periodo ventana.
- Pruebas para la tuberculosis: en un apartado anterior ya se comentaron algunos conceptos básicos sobre la tuberculosis. Una persona puede estar infectada (ha tenido contacto con la tuberculosis, algo frecuente en España) pero no tiene enfermedad, es decir, sus pulmones u otros órganos no están dañados. Para detectar si ha habido contacto se realiza una prueba cutánea: la introdermoreacción para tuberculosis o Mantoux. Se hace la lectura entre 48 y 72 horas después y lo que se lee es

el tamaño de la induración (la zona dura de la piel, no la zona enrojecida). El resultado es positivo si la induración es mayor de 5 milímetros (14 milímetros para los vacunados). Hay casos en los que ha habido contacto pero no es positivo el Mantoux, tal como sucede en algunos enfermos con inmunodeficiencias (como el sida). Si el resultado es positivo se debe descartar enfermedad a través de la radiografía de tórax (para descartar enfermedad pulmonar, lo más frecuente en la tuberculosis) u otras pruebas que considere necesarias el médico. Si se piensa que hay enfermedad, bien porque la radiografía haga sospecharlo o por otros motivos, se debe descartar que el enfermo sea bacilífero, es decir, que tenga capacidad para infectar con sus esputos. Esto se hace recogiendo esputos e intentando ver directamente en el microscopio (tras unas tinciones) los bacilos de la tuberculosis: el bacilo de Kock. Esta prueba se llama Ziehl y se puede realizar en cualquier muestra que se considere, ya que la tuberculosis puede infectar casi todos los órganos. Tras realizar el Ziehl a la muestra, se deja cultivando, porque muchas veces no se ven los bacilos en el microscopio pero si se cultivan. Es un cultivo lento, tarda aproximadamente cuatro semanas.

- VIH: tanto los métodos diagnósticos como de seguimiento o el tratamiento del virus de la inmunodeficiencia humana han cambiado muchísimo en diez años. El diagnóstico es lo que menos ha cambiado. Se realiza primero una serología por el método ELISA y si es positiva se realiza una serología de confirmación por el método Western Blot (esto es a grandes rasgos, ya que en ocasiones no es claro el resultado). El periodo ventana del VIH es aproximadamente sesenta días (tiempo que tardan los anticuerpos en elevarse). Una vez diagnosticado el VIH, el seguimiento se hace sobre todo con dos parámetros, los linfocitos DC4, que disminuyen cuando avanza la enfermedad, aumentando el riesgo de infecciones oportunistas (infecciones que si el sistema inmunológico está bien no se producen) y la carga viral, que es el número de virus que hay en un mililitro de sangre. Evidentemente, si la carga viral es indetectable la infección por VIH está controlada y si el número de virus es muy alto, no. En función de los dos parámetros nombrados se planificará el tratamiento. Respecto al tratamiento hay que decir que ha evolucionado mucho y actualmente el VIH no es una enfermedad terminal. Si se diagnostica a tiempo y se realiza el seguimiento y tratamiento adecuado, el pronóstico es muy favorable.

Finalmente hay que dar unos breves conceptos sobre uno de los apartados más importantes de los resultados de microbiología (de los cultivos), el antibiograma. Cuando se realiza un cultivo de orina, sangre, heces, piel o de cualquier otra parte, intentamos conocer el microorganismo que ha causado la infección. Una vez hemos logrado aislarlo (cultivarlo), procederemos a averiguar cual es el tratamiento más adecuado. Un antibiograma consiste en poner en contacto al microorganismo cultivado con distintos antibióticos, para ver cual de ellos es el más efectivo. Cada disco del cultivo contiene un antibiótico y tras un tiempo (horas y en algunos casos días) se observa lo que ha sucedido. Las cubetas donde los microorganismos han seguido creciendo normalmente, indicarán que esos antibióticos no son activos contra ese microorganismo. Sin embargo, en aquellas en las que los microorganismos no han crecido, indicarán que los antibióticos que contienen son eficaces contra ellos. Se escogerá por tanto aquel antibiótico que permita un menor crecimiento y con él y las propias defensas del organismo se intentará erradicar al microorganismo.

CONTRAINDICACIONES Y EFECTOS ADVERSOS

No existen contraindicaciones ni efectos adversos como tales.
Recordar, tal como se vio en capítulos previos, que si la extracción de la muestra precisa una biopsia, la coagulación debe ser apropiada.

SABÍA USTED QUE...

- ¿Sabe cual es el ser vivo que causa más muertes en el mundo? Se trata de un protozoo, el plasmodium, que causa el paludismo o malaria. Es transmitido por el mosquito anópheles, que es endémico de las zonas con agua estancada (por este motivo en un principio se pensó que el paludismo se transmitía por el agua). En España entre los años 1920 y 1940 era frecuente la infección por plasmodium, pero más adelante se desecaron las zonas pantanosas y así se acabó con el mosquito, y como versa el dicho, «muerto el perro, se acabó la rabia». Aunque esto no es del todo cierto, ya que entre la inmigración de países endémicos y los turistas que allí viajan, el número de paludismos ha aumentado los últimos años.

- Las enfermedades venéreas o de transmisión sexual son un grupo variado de enfermedades, en ocasiones de no fácil diagnóstico. Gonococia, algunos tipos de herpex, chancroide... Muchas ocasionan lesiones en el área genital, por lo que el diagnóstico suele hacerse recogiendo una muestra de la lesión genital (que se puede cultivar o mirar en el microscopio) y en ocasiones con una serología para enfermedades de transmisión sexual. El nombre de enfermedad venérea viene de Venus, la diosa del amor.

- Como vemos, muchos de los nombres propios de la medicina tienen un curioso origen. Otro ejemplo es la fiebre de Malta descubierta en la isla de Malta por el escocés Bruce (por eso también se llama brucelosis). O la legionelosis o enfermedad de lo legionarios, porque el primer brote se registró en una convención de legionarios norteamericanos en la década de los setenta. El origen de la infección, letal para los legionarios, fue el aire acondicionado del hotel.

- ¿Qué es una vacuna? Consiste en introducir una parte de un microorganismo en la sangre, produciéndose así una reacción inmune contra los antígenos administrados. El sistema inmune, que tiene memoria, creará una defensa específica contra el microorganismo, de manera que si se produce la infección, destruirá el microorganismo sin problema.

CUESTIONARIO

1. **Señale lo que sea falso:**
   a) Un coprocultivo es un cultivo de las heces.
   b) Un hemocultivo es un cultivo de la sangre.
   c) Un urocultivo es un cultivo de la orina.
   d) Un cerebritocultivo es un cultivo de una biopsia cerebral.

2. **Un antígeno es:**
   a) Una elemento, por lo general una proteína, que nuestro sistema inmune reconoce como extraño y contra el que reacciona secretando anticuerpos.
   b) Lo que fabricamos antes (anti) de los genes (geno).
   c) Un elemento de defensa secretado por nuestros linfocitos.
   d) Otro nombre de llamar al apéndice intestinal.

3. **Cuando se extrae un cultivo en una infección hay que extraerlo:**
   a) Después de la primera dosis de antibiótico, para comprobar que el antibiótico es eficaz
   b) Sólo tras finalizar el tratamiento, para comprobar la curación.
   c) Antes del tratamiento antibiótico, para aislar el microorganismo antes de iniciar el tratamiento y así poder realizar un tratamiento más específico.
   d) El quinto día de tratamiento para asegurar la buena evolución.

4. **Si el Mantoux es positivo, significa que:**
   a) Hay enfermedad por tuberculosis.
   b) Ha habido contacto con el bacilo de la tuberculosis.
   c) Se padece lepra.
   d) Hay enfermedad por tuberculosis y alto riesgo de contagio.

Microbiología

5. **El periodo ventana es:**
   a) Una técnica de microbiología que consiste en sacar la muestra por una ventana para que se airée a temperatura ambiente.
   b) El tiempo que hay que esperar para que un cultivo sea positivo.
   c) El tiempo que hay que esperar para que una serología sea positiva, porque el sistema inmune en ocasiones tarda un tiempo en producir los anticuerpos.
   d) La primera fase del tratamiento antibiótico.

6. **Cuando un cultivo está contaminado significa que:**
   a) Se ha aislado un microorganismo muy dañino.
   b) Se ha aislado un microorganismo del género contaminus.
   c) La muestra no ha sido bien recogida y se ha contaminado de microorganismos que habitualmente están en la zona donde se recoge la muestra.
   d) Se ha aislado un microorganismo en abundante cantidad.

7. **Señale lo falso respecto al antibiograma:**
   a) Una vez hemos logrado aislar un microorganismo (cultivarlo), procederemos a averiguar cual es el tratamiento más adecuado por medio del antibiograma.
   b) Un antibiograma consiste en poner en contacto al microorganismo cultivado con distintos antibióticos, para ver cual de ellos es el más efectivo.
   c) Cada disco del cultivo contiene un antibiótico y tras un tiempo (horas y en algunos casos días) se observa lo que ha sucedido. Las cubetas donde los microorganismos han seguido creciendo normalmente, indicarán que esos antibióticos no son activos contra ese microorganismo.
   d) Aquellas cubetas en las que los microorganismos no han crecido no tienen valor.

RADIOLOGÍA

FUNDAMENTO TEÓRICO

Con los métodos radiológicos se obtienen imágenes del cuerpo humano que más adelante deben ser interpretadas, ya que nunca son imágenes del todo objetivas.

Pueden ser similares a la anatomía real humana, como es el caso de las imágenes que se obtienen por resonancia magnética o TAC (tomografía axial computerizada), pero también pueden diferir en gran parte, como sucede con la imagen de la ecografía (aunque actualmente hay ecógrafos con una resolución sorprendente).

La interpretación de las imágenes la hace normalmente un médico especialista en radiología, cotejándola pero es el médico que indica la prueba quien debe integrar la información que le proporciona la imagen radiológica cotejándola con el resto de datos del enfermo (la clínica y las demás pruebas).

Las imágenes tienen una amplia gama de grises, que van desde el blanco al negro, en función de la densidad del objeto que se radia y de la prueba radiológica que se realiza. Hay también imágenes en color, como las producidas por una técnica de ecografía (*doppler* color).

Podemos dividir las principales pruebas de radiología en:

• Radiología convencional: Los rayos X son una forma de radiación electromagnética (radiaciones iónicas, como una luz), con gran energía, por lo que pueden penetrar a través del cuerpo humano y producir una imagen en una placa de fotografía. En este paso se modifican las radiaciones y por ello, al pasar por estructuras densas, como el hueso, en la placa aparecerá un tono blanco, mientras que si atraviesa estructuras con aire, aparece un tono negro. Entre ambas densidades pueden producirse diferentes tonos de grises, dependiendo de la densidad de la estructura atravesada por los haces de rayos X. La imagen que se obtiene es de todo el espesor que se ha radiado (la resonancia magnética y el TAC realizan distintos cortes del espesor, produciendo una imagen bidimensional de la estructura del cuerpo). Es decir, en una radiografía de tórax se ve todo el tórax, con diferentes tonos del negro al blanco. Para separar y delimitar estructuras existen una serie de signos radiológicos que hacen saber qué está delante y qué detrás. Al tener un modelo normal, se pueden comparar las variaciones que aparezcan y así extraer datos para el diagnóstico de diferentes enfermedades.

• Radiología convencional con contraste: Son pruebas para estudiar el aparato digestivo y consisten en administrar un contraste (líquido que da una imagen muy nítida) por la boca (en el caso del tránsito gastrointestinal) o por el ano (en el caso del enema opaco), para ver cómo pasa el contraste por distintas zonas del aparato digestivo.

• TAC (tomografía axial computerizada): En este caso, de nuevo la imagen resulta de una serie de radiaciones iónicas, pero de forma mucho más precisa, ya que se realizan una serie de cortes en el espesor que se radia y así se ven las estructuras que hay en cada uno de tales cortes. En determinados estudios se debe administrar un contraste, bien para ver las estructuras por las que pasa el contraste (aparato digestivo) o bien para ver cómo capta el contraste una lesión.

• Resonancia magnética: La resonancia magnética nuclear (RMN) es una técnica radiológica que permite obtener imágenes del organismo de forma incruenta (no invasiva) sin emitir radiación ionizante y en cualquier plano del espacio. La imagen se produce al atravesar el cuerpo humano radiaciones magnéticas. Posee la capacidad de diferenciar mejor que cualquier otra prueba de radiología las distintas estructuras anatómicas. La imagen es muy precisa y al igual que en el TAC, se realizan una serie de cortes en el espesor que se radia y así se ven las estructuras que hay en cada corte.

- Ecografía: Las imágenes de la ecografía se producen al transmitirse sonidos a través del cuerpo humano (estos sonidos se reflejan y recogen más adelante). La imagen no refleja tan fielmente la anatomía como en el caso del TAC o de la resonancia magnética, pero resulta mucho más sencilla de realizar, es más barata y no presenta efectos adversos. Hay que tener en cuenta, además, que la ecografía permite un estudio dinámico del sistema circulatorio o del aparato locomotor, lo que aporta aspectos de gran utilidad no sólo en cuanto a la descripción morfológica, sino también para valorar la función de los diferentes órganos.

Antes de pasar a analizar las principales pruebas de imagen es importante tener unos conceptos básicos de anatomía y de fisiología (la función de los órganos), ya que las pruebas de imagen no son otra cosa que una foto más o menos precisa de los órganos y en ocasiones de sus funciones.

SISTEMA MUSCULOESQUELÉTICO

Éste sistema está formado por los huesos, tendones, ligamentos y músculos. Sirve de sostén para el cuerpo y, por supuesto, para realizar cualquier actividad es imprescindible su acción.

Los huesos son la estructura en la que se apoyan todos los órganos: el esqueleto da resistencia y estabilidad al cuerpo y es una estructura de apoyo para que los músculos trabajen y produzcan el movimiento. También sirven de escudo para proteger los órganos internos.

Los músculos están compuestos por fibras que tienen la propiedad de contraerse y ejercer la fuerza para realizar los actos. Acaban en unas estructuras alargadas, los tendones (cordones resistentes que insertan cada extremo del músculo al hueso).

Las articulaciones son el punto de unión de uno o más huesos. Su configuración determina el grado y dirección del posible movimiento. Los componentes de una articulación trabajan conjuntamente para facilitar un movimiento equilibrado y que no cause daño. Algunas articulaciones no tienen

Entienda a su médico

Los huesos

- Hueso frontal
- Párietal
- Tabique nasal
- Maxilar
- Mandíbula
- Vértebras cervicales
- Manubrio del esternón
- Clavícula
- Cabeza del húmero
- Escápula
- Húmero
- Cuerpo del esternón
- Costillas
- XII Vértebra torácica
- Radio
- Iliaco
- XII costilla
- Cúbito
- Cresta ilíaca
- Cuello del Fémur
- Hueso sacro
- Cabeza del fémur
- Coxis
- Fémur
- Carpo
- Cóndilo exterior
- Rótula
- Cóndilo interior
- Cóndilo lateral
- Tibia
- Cabeza de peroné
- Peroné
- Maléolo interno
- Maléolo externo
- II cuneiforme

movimiento, como las suturas que se encuentran entre los huesos planos del cráneo. Otras, sin embargo, permiten un cierto grado de movilidad. Es el caso de la articulación del hombro, una junta articulada esférica que permite la rotación interna y externa del brazo y los movimientos hacia adelante, hacia atrás y hacia los lados o el de las articulaciones de tipo bisagra de los codos, dedos de las manos y los pies, que permiten sólo doblar y estirar.

Los ligamentos rodean las articulaciones y conectan los huesos entre sí. Contribuyen a reforzar y estabilizar las articulaciones, permitiendo los movimientos sólo en ciertas direcciones. Otros componentes de las articulaciones sirven de estabilizadores y disminuyen el riesgo de lesiones que puedan resultar del uso constante. Los extremos óseos de la articulación están cubiertos por cartílago, un tejido liso, resistente y protector que amortigua y disminuye la fricción. Las articulaciones también están provistas de un revestimiento (membrana sinovial) que, a su vez, forma la cápsula articular. Las células del tejido sinovial producen un líquido lubricante (líquido sinovial) que llena la cápsula, contribuyendo así a disminuir la fricción y a facilitar el movimiento.

Huesos

Los huesos tienen dos formas principales: plana (como los del cráneo y las vértebras) y alargada (como el fémur y los huesos del brazo).

• Cráneo: Lo forman huesos de distintos tamaños unidos rígidamente.

• Tórax: Hay dos referencias longitudinales, por delante el esternón y por detrás la columna vertebral. Desde la columna vertebral salen las costillas (doce en cada lado) hasta insertarse en el esternón (salvo algunas que no llegan, las llamadas costillas flotantes). La clavícula une la parte más alta del esternón con el hombro. En la parte alta de la espalda, a los lados, se sitúa el omoplato o escápula.

Entienda a su médico

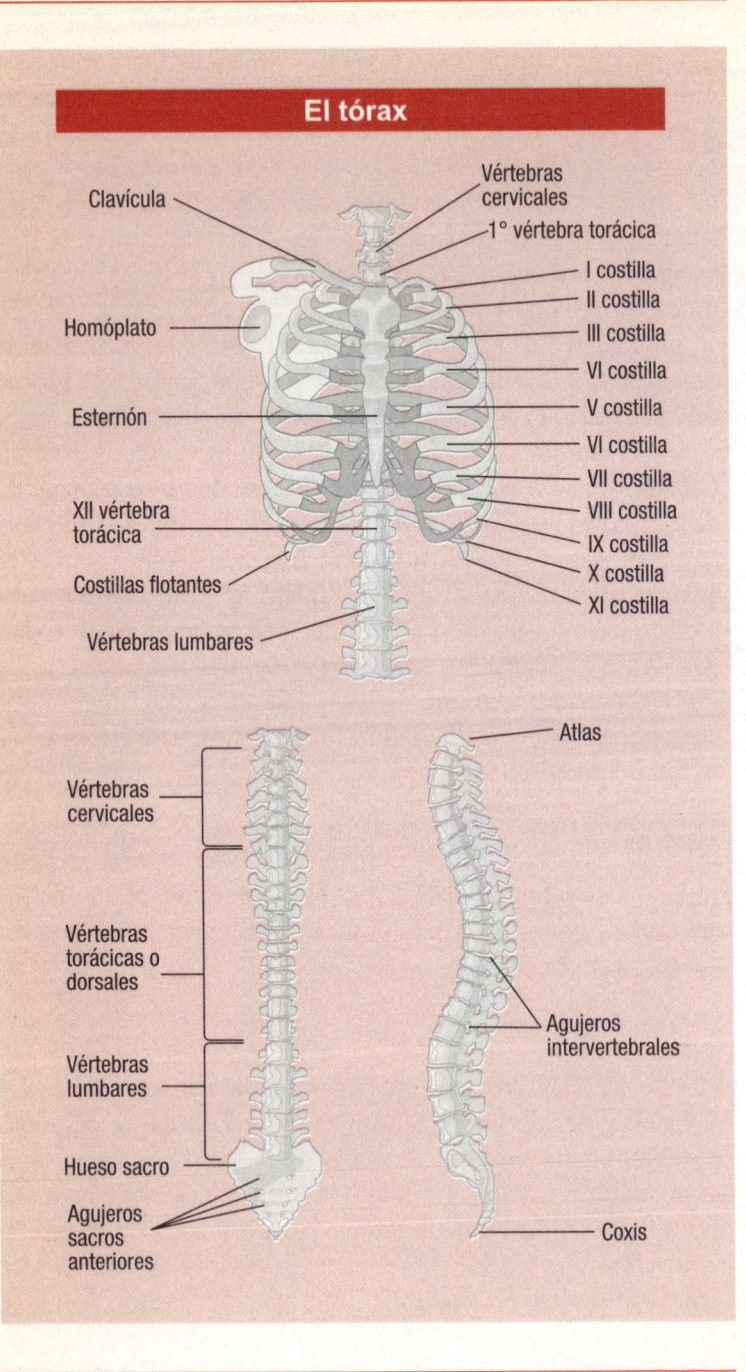

El tórax

- Clavícula
- Vértebras cervicales
- 1° vértebra torácica
- I costilla
- II costilla
- III costilla
- VI costilla
- Homóplato
- V costilla
- Esternón
- VI costilla
- VII costilla
- VIII costilla
- XII vértebra torácica
- IX costilla
- X costilla
- Costillas flotantes
- XI costilla
- Vértebras lumbares

- Vértebras cervicales
- Vértebras torácicas o dorsales
- Vértebras lumbares
- Hueso sacro
- Agujeros sacros anteriores
- Atlas
- Agujeros intervertebrales
- Coxis

106

- La columna vertebral está formada por 32 vértebras, huesos compactos rectangulares. Existen (de arriba abajo):
    - 7 vértebras cervicales. Llegan hasta la misma base del cráneo.
    - 12 vértebras torácicas /dorsales, en el centro de la espalda.
    - 5 vértebras lumbares, en la región posterior del abdomen.

- Cintura pelviana: Bajo la columna vertebral está el sacro, desde donde sale hacia delante (a modo de cinturón) el coxal, formado por el íleon, isquion y pubis.

- Miembros superiores: Desde el hombro al codo se sitúa el húmero y bajo el codo el cúbito y radio. La mano está formada por carpo-metacarpo (palma) y falanges (dedos).

- Miembros inferiores: El fémur comienza en la cadera y llega hasta la rodilla, donde está situada por delante la rótula. De la rodilla salen la tibia y el peroné hasta el pie. El pie lo forman el tarso-metatarso y las falanges (dedos).

SISTEMA CIRCULATORIO

El sistema circulatorio es una red de conductos que circulan por todo el cuerpo para transportar la sangre, el líquido responsable de alimentar las células. La sangre está formada por el plasma y las células sanguíneas: eritrocitos o hematíes (glóbulos rojos), leucocitos (glóbulos blancos) y plaquetas.

- Corazón: Es la bomba que impulsa la sangre a todos los órganos. Tiene cuatro cavidades, dos aurículas y dos ventrículos.

- Arterias: Llevan la sangre desde el corazón a los órganos. Como reciben el impulso del corazón, la sangre que transportan lleva mucha fuerza, por lo que si se rompen, sangran con intensidad.

- Venas: Recogen la sangre de los órganos (una vez que han alimentado a las células) y la llevan al corazón.

- Capilares: Comunican arterias y venas. Sirven para el intercambio de sustancias entre la sangre y las células del cuerpo.

APARATO RESPIRATORIO

El oxígeno es imprescindible para que las células de todo el organismo puedan vivir. Con la respiración introducimos el aire (inspiración) de alto contenido en oxígeno y eliminamos CO_2 (espiración).

El camino que sigue el aire es: fosas nasales (o boca), faringe, laringe, tráquea, bronquios y pulmones.

En los pulmones, la sangre intercambia oxígeno por CO_2, de manera que la sangre es oxigenada, es decir, se llena de oxígeno para llevarlo a las células.

APARATO DIGESTIVO

Su función es realizar el aporte de nutrientes a las células y eliminar los residuos.

Los alimentos se introducen por la boca, continúan por el esófago y así llegan al estómago. En el intestino delgado los alimentos se absorben, pasando a la sangre. Aquello que no es absorbido, pasa al intestino grueso y se expulsa por el ano.

En al abdomen hay, además, otros órganos con distintas funciones, muchas imprescindibles para la vida: hígado, páncreas, vesícula biliar, bazo y sistema urinario.

El hígado está situado bajo el pulmón derecho. Es un órgano tan vital como el corazón o el cerebro, insustituible. Entre otras funciones, metaboliza numerosas sustancias absorbidas en el intestino delgado (nutrientes y fármacos), segrega proteínas muy importantes para la vida, como la albúmina o factores de la coagulación, y fabrica la bilis, que a través de la vía biliar (bajo el hígado), llega al duodeno para ayudar a realizar la digestión.

El páncreas, situado detrás del estómago y del duodeno, es decir, en el centro de la zona superior del abdomen, tiene dos funciones principales: ayudar en la digestión a través de sus enzimas y segregar una serie de hormonas, entre las que destaca la insulina, que sirve para introducir la glucosa dentro de las células.

SISTEMA URINARIO

Sirve para depurar la sangre de residuos, que son expulsados por la orina.

La sangre llega a los riñones, situados a ambos lados de la columna vertebral en la zona media del abdomen, donde se filtra (como en un colador) y se forma la orina, que pasa primero a los uréteres (estos bajan desde los riñones hasta la vejiga, y están próximos a la columna vertebral) y así llega a la vejiga urinaria, en el centro de la zona baja del abdomen, donde se acumula hasta que se expulsa por la uretra. La uretra, en la mujer, llega directamente al exterior, pero en el varón pasa por la próstata al salir de la vejiga y llega al exterior a través del pene.

SISTEMA NERVIOSO

Es el responsable de percibir todo lo que sucede, tanto en el exterior como en el propio cuerpo, procesar la información que se ha recibido y elaborar una respuesta.

Hay un sistema nervioso periférico (los nervios), que transporta la información, y un sistema nervioso central (el cerebro, el tronco cerebral y la médula espinal), que procesa la información para dar la respuesta. Éste proceso puede ser muy variado, es decir, desde sentir dolor al quemarse y por tanto retirar la mano, hasta responder a una pregunta de un examen.

El cerebro y el tronco cerebral (parte del sistema nervioso central situado entre el cerebro y la médula espinal) están dentro del cráneo. Se continúan con la médula espinal, que transcurre por dentro de la columna vertebral hasta la zona lumbar, donde finaliza en la llamada cola de caballo.

De la médula espinal salen los nervios que forman el sistema nervioso periférico (salen a ambos lados de las vértebras), que llevará la información al sistema nervioso central y se encargará también de ejecutar sus órdenes. Hay doce nervios que salen del tronco cerebral (doce a cada lado, llamados

Entienda a su médico

Sistema urinario

Tracto urinario femenino

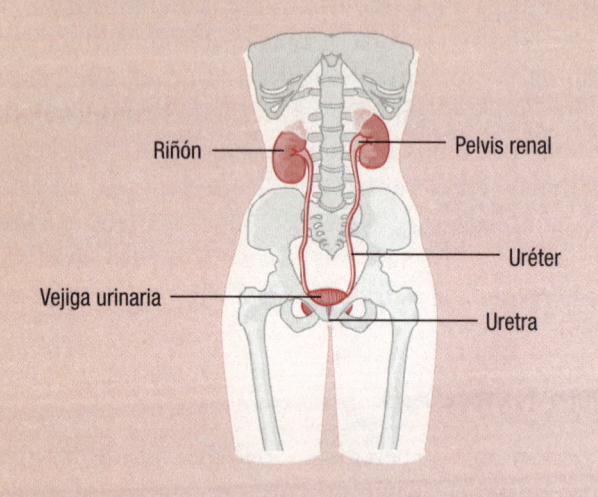

- Riñón
- Pelvis renal
- Uréter
- Vejiga urinaria
- Uretra

Tracto urinario masculino

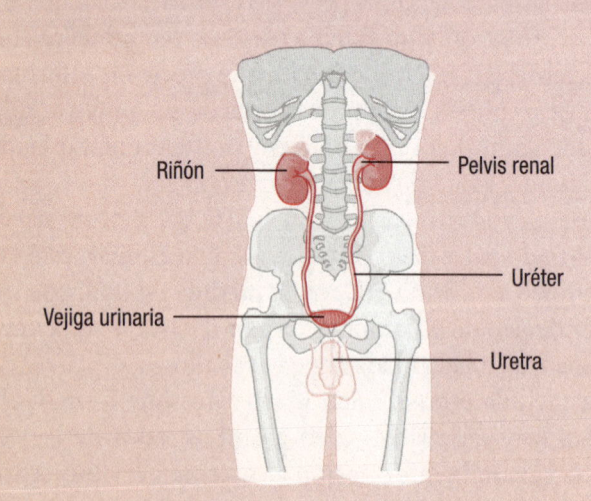

- Riñón
- Pelvis renal
- Uréter
- Vejiga urinaria
- Uretra

pares craneales), con funciones variadas, como la vista, el olfato, el movimiento de los ojos y la cara...

SISTEMA ENDOCRINO

Es un conjunto de órganos y tejidos del organismo que liberan un tipo de sustancias llamado hormonas.

Los órganos endocrinos también se denominan glándulas sin conducto, debido a que sus secreciones (hormonas) se liberan directamente en el torrente sanguíneo, mientras que las glándulas exocrinas liberan sus secreciones a la superficie interna o externa de los tejidos cutáneos, la mucosa del estómago o el revestimiento de los conductos pancreáticos.

Las hormonas secretadas por las glándulas endocrinas coordinan los procesos metabólicos del organismo y regulan el crecimiento, desarrollo y las funciones de muchos tejidos.

El sistema endocrino no tiene una localización concreta, ya que las glándulas endocrinas están situadas en distintos órganos del cuerpo humano, como el páncreas, el cerebro, el tiroides (en el cuello), etc.

PRINCIPALES INDICACIONES E INTERPRETACIÓN

En este capítulo vamos a unir las indicaciones y la interpretación. Interpretar las pruebas de radiología equivale casi a nombrar todas las enfermedades que existen, por lo que nos centraremos en comprender las principales causas por las que se solicitan las pruebas de imagen, aunque en ocasiones se den conceptos básicos de algunas de las enfermedades más prevalentes.

También hay que señalar que muchas de estas pruebas no sólo se realizan para el diagnóstico, ya que se pueden hacer para el seguimiento de una enfermedad previamente diagnosticada, como la realización de una radiografía de tórax para confirmar la curación de una neumonía o de un TAC craneal tras la cirugía de un tumor cerebral. Aun así, a continuación nos centraremos más en la indicación de las pruebas para el diagnóstico y no para el seguimiento.

RADIOLOGÍA CONVENCIONAL

La radiología convencional suele proporcionar las primeras imágenes cuando se estudia una enfermedad (y en ocasiones las definitivas).

Se pueden realizar proyecciones de cualquier parte del cuerpo, pero las principales son las que siguen.

- Radiografía ósea: Se realizan sobre todo para descartar fractura o fisura de algún hueso: extremidades, parrilla costal, cráneo... En los esguinces (distensión de un ligamento) o en patología de los tendones no tienen utilidad, ya que éstos no se ven por radiología convencional. En general son el primer paso en el estudio de los huesos, ya que hay otras muchas enfermedades que afectan a los huesos y que dan signos variados en la radiografía convencional: osteoporosis, artrosis, enfermedades reumatológicas...

- Radiografía de tórax: Ante la sospecha de enfermedad cardíaca o pulmonar es imprescindible una radiografía de tórax (a veces en algunas enfermedades del abdomen también, ya que en la radiografía de tórax se ve la parte superior del abdomen). Además de los dos pulmones, se ve la silueta del corazón y la repercusión que puede tener una enfermedad cardiaca en los pulmones o en el tórax. La zona que hay en el centro del tórax (entre los pulmones) se llama mediastino. Alberga numerosas estructuras muy importantes: grandes vasos sanguíneos como la aorta, el tiroides, estructuras nerviosas, ganglios... La radiografía de tórax es el primer estudio también de esta zona. Otra indicación de la radiografía de tórax que no hay que olvidar es su realización antes de una cirugía, como parte del estudio preoperatorio de anestesia. En la radiografía de tórax se pueden hacer varias proyecciones: postero-anterior (la que se realiza de frente) y lateral (de lado). Esta última sólo se realiza si la persona se sostiene de pie sin ayuda.

- Radiografía simple de abdomen: Se realiza cuando hay sospecha de una enfermedad abdominal y no es suficiente la exploración del abdomen para el diagnóstico. Los rayos X se utilizan habitualmente para poner de manifiesto una obstrucción o una parálisis del tracto gastrointestinal o patrones anormales de distribución del aire dentro de la cavidad abdominal. Cuando se sospecha que hay aire fuera del intestino, se realiza también una radiografía de tórax (el aire sube estando de pie a la zona superior del abdomen) y si no se puede, tumbado de lado (decúbito lateral). La radiología simple estándar puede también mostrar el agrandamiento de órganos como el hígado, los riñones y el bazo.

RADIOLOGÍA CONVENCIONAL CON CONTRASTE

El estudio con bario del tracto digestivo (esófago, estómago, intestino delgado y colon) ha sido y sigue siendo uno de los núcleos fundamentales del trabajo diario de los servicios de radiodiagnóstico.

Sin embargo, nuevos estudios como la endoscopia, han desplazado a los realizados con bario, llevándose a cabo con frecuencia en pacientes a los que no se puede hacer un estudio endoscópico, bien porque lo rechaza o porque las condiciones no lo permiten.

- TRÁNSITO GASTROINTESTINAL: Al administrarse un contraste por la boca se observa cómo pasa por esófago, estómago e intestino delgado. El medio de contraste se puede acumular en zonas anormales y poder así establecer si los alimentos quedan bloqueados en el sistema digestivo, por ejemplo por membranas esofágicas (en las cuales el esófago está parcialmente bloqueado por tejido fibroso). Se puede ver cómo es el paso del alimento por dichas zonas, por lo que suele indicarse también cuando se sospecha de una alteración en la motilidad (movimiento muscular) de la parte alta del aparato digestivo, especialmente en el esófago, como puede ser el reflujo gastroesofágico (sube parte del contenido del estómago por el esófago debido a que la motilidad de la zona inferior del esófago es anormal) o si las contracciones del esófago son normales. Al tener una imagen de cómo es el borde interior del tubo digestivo explorado, cuando hay lesiones en dicha zona, éstas pueden detectarse (divertículos, como el de Zenker, que es una protuberancia del esófago hacia fuera, en forma de bolsa, pólipos, úlceras, tumores, erosiones, varices esofágicas...), por lo que otra indicación del tránsito gastrointestinal es cuando se busca una patología en la región interna del tubo digestivo explorado.

• ENEMA OPACO: En esta ocasión, el contraste se introduce por el ano para tener una imagen de la última zona del tubo digestivo, el colon y el recto. Por tanto, su uso principal es ante la sospecha de enfermedad en dicha región, como divertículos o pólipos. Actualmente las técnicas endoscópicas han desplazado mucho esta técnica.

TOMOGRAFÍA AXIAL COMPUTERIZADA (TAC)

Se pueden ver conductos, vasos sanguíneos, hemorragias, tumores o cualquier órgano del cuerpo, lo que lo hace muy útil para diagnosticar algunas enfermedades en sus etapas iniciales.

El TAC proporciona imágenes muy precisas de los tejidos blandos (piel, grasa subcutánea, músculos...), que se ven mal con la radiografía convencional. También da imágenes muy precisas de los huesos y de las áreas que rodean a éstos.

Al igual que la ecografía, no solo sirve para el diagnóstico por imágenes, sino que también se puede realizar en técnicas intervencionistas, dirigiendo al médico sobre la zona a abordar (por ejemplo, para indicar dónde se debe pinchar cuando se realiza la punción de un nódulo pulmonar, el drenaje de un absceso hepático...).

A continuación se desglosan las principales indicaciones del TAC.

• TAC craneal: El TAC craneal debe realizarse a enfermos que han podido tener un accidente cerebrovascular. Un accidente cerebrovascular es un déficit de sangre en una parte del cerebro de forma permanente (infarto cerebral) o de forma transitoria (accidente isquémico transitorio). La causa del déficit de aporte sanguíneo puede ser un trombo o un émbolo dentro del vaso o una hemorragia (ruptura del vaso). La sospecha de accidente cerebrovascular se establece con la clínica: debe haber un déficit neurológico que corresponda al territorio que irriga una arteria cerebral. De todas maneras, cuando hay un déficit neurológico claro y corresponde a un territorio del cerebro, aunque no se sospeche un accidente cerebrovascular (no hay factores de riesgo de que se haya producido el accidente cerebrovascular, como diabetes, hipertensión, tabaquismo o alguna cardiopatía) debe realizarse un TAC craneal. Otras indicaciones frecuentes del TAC craneal son: traumatismo craneoencefálico severo en el que se sospecha hemorragia cerebral, estudio de determinadas cefaleas (cuando el médico cree que se debe a una lesión cerebral), estudio de pérdidas de conocimiento con sospecha de origen cerebral y un amplio grupo de enfermedades con afectación cerebral porque se acompañan de síntomas neurológicos (infecciones, enfermedades degenerativas...).

- TAC de columna vertebral: Para ver las estructuras de la columna vertebral (vértebras, discos intervertebrales, médula espinal y los nervios salen de la médula), se puede realizar un TAC o una resonancia magnética. La indicación más frecuente es el estudio de una lumbociática (dolor lumbar y en algún miembro inferior, sobre todo con los movimientos, que puede acompañarse de pérdida de fuerza o alteraciones sensitivas). En la lumbociática habitualmente se aplica primero un tratamiento médico, que consiste en reposo y analgésicos / antiinflamatorios, pero si no hay mejoría y se sospecha afectación de la médula espinal, debe realizarse un TAC o una resonancia magnética. La causa más frecuente de lumbociática rebelde al tratamiento es la hernia o protusión de un disco intervertebral (almohadillas que amortiguan entre las vértebras), es decir, el disco se sale de su sitio y presiona uno de los nervios que salen de la médula espinal, produciéndose los síntomas.

| Entienda a su médico

TAC de columna vertebral

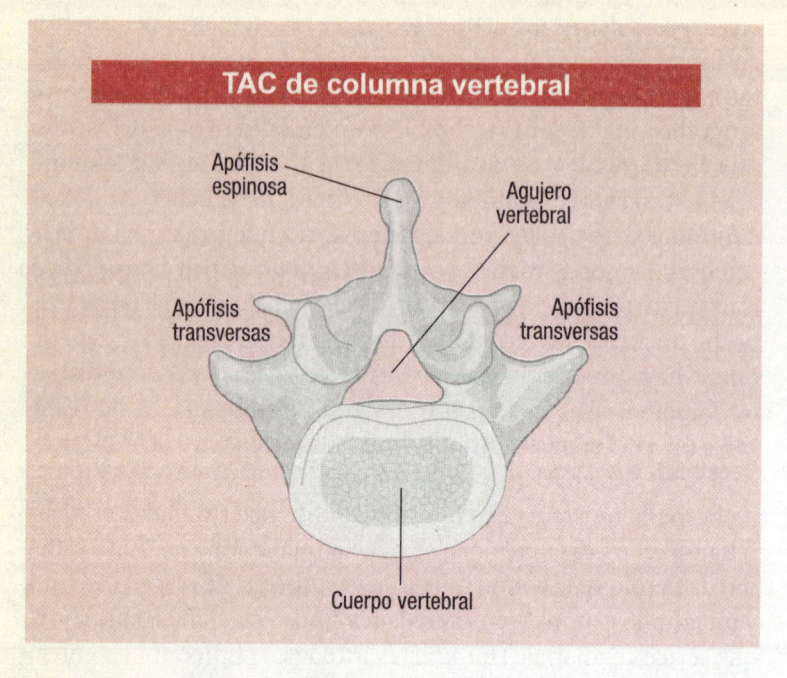

- Apófisis espinosa
- Agujero vertebral
- Apófisis transversas
- Apófisis transversas
- Cuerpo vertebral

- **TAC torácico:** Si tras la radiografía de tórax no se llega al diagnóstico de una enfermedad de los pulmones o del mediastino (recordemos que es la zona situada entre los dos pulmones), el siguiente paso suele ser el TAC torácico. Infecciones, masas / nódulos pulmonares, derrames pleurales (líquido en la membrana que rodea el pulmón, la pleura), hemoptisis (esputos sanguinolentos)...

- **TAC abdomen:** Cuando se estudia una enfermedad de un órgano sólido abdominal (hígado y vía biliar, riñones, bazo o páncreas) y no es suficiente para el diagnóstico ni la exploración, ni la radiología convencional ni los análisis, se precisa una prueba más de imagen. Generalmente el primer paso es la ecografía abdominal, pero si ésta no termina de aclarar el diagnóstico, en muchos casos se realiza un TAC abdominal. El TAC es también útil para algunas patologías de órganos huecos (estómago o intestino delgado y grueso), como la diverticulitis (infección de divertículos intestinales).

RESONANCIA MAGNÉTICA

Sus indicaciones son muy variadas, dada la gran riqueza de imágenes que produce. Si se combina con la técnica del TAC (escáner), puede estudiarse prácticamente cualquier órgano.
En general sus indicaciones son:

• RM craneal: La resonancia magnética da imágenes más claras del sistema nervioso central, por lo que si al estudiar una enfermedad que afecta al cerebro no se llega al diagnóstico con el TAC craneal, en ocasiones puede realizarse una resonancia magnética cerebral.

• RM columna vertebral: La indicación es similar a la del TAC vertebral, con la peculiaridad de que, al verse las estructuras nerviosas mejor con la resonancia magnética, en enfermedades medulares (de la médula espina) es mejor la resonancia magnética.

• RM torácica y RM abdominal: Pocas veces se recurre a la RM torácica o abdominal, ya que el TAC casi siempre aporta la información que se precisa del tórax y del abdomen, y aunque no se llegue al diagnóstico con un TAC torácico o abdominal, la RM no aportará nada diferente. Aun así, la RM puede ser útil en determinadas patologías del mediastino, como enfermedades de grandes vasos (aneurisma de aorta abdominal) o en algunas patologías cardíacas (como los tumores del corazón).

ECOGRAFÍA

La ecografía se utiliza para el diagnóstico y control de múltiples enfermedades o situaciones especiales, debido a los pocos medios que se precisan, el escaso coste de la prueba, el corto espacio de tiempo que supone su realización y la gran información que aporta (prácticamente todas las regiones del organismo pueden ser o son vistas por ecografía): control del embarazo, ecografía abdominal, ecocardiografía (ecografía del corazón), ecografía ginecológica y urológica, ecografía de las extremidades, ecografía ocular, ecografía de las arterias del cuello o de otros vasos sanguíneos, ecografía del aparato locomotor para el estudio de los huesos, articulaciones y músculos, antes muy limitado en cuanto a sus pruebas diagnósticas...

Tanto se ha extendido la ecografía que, por ejemplo, las autopsias actuales se hacen a menudo con la introducción de un ecógrafo para no abrir así totalmente el cuerpo (ecopsia). O el caso de las técnicas endoscópicas (colonoscopia...), donde muchas veces se introduce un ecógrafo para aportar más información sobre la zona que se explora.

Al igual que el TAC, también se usa como guía en procesos intervencionistas, como puede ser para drenar abscesos (colecciones líquidas infecciosas en órganos internos) o para realizar biopsias.

Si no tenemos en cuenta la patología de la mujer (las ecografías ginecológicas y las que se realizan durante el embarazo), las ecografías que se practican con más frecuencia son:

- Eco cardiograma: El ecocardiograma es actualmente la prueba de imagen más utilizada en cardiología, ya que, como toda la ecografía en general, resulta inocua, rápida y además aporta mucha información. Se realiza en casi todas las enfermedades serias del corazón: arritmias, insuficiencia cardiaca, cardiopatía isquémica (sea angina o infarto), infecciones cardiacas (endocarditis, miocarditis o pericarditis), derrame pericárdico (líquido en la capa que rodea al corazón)... Hay más casos en los que se puede realizar un ecocardiograma sin que se sospeche una enfermedad grave del corazón, como es para valorar la afectación en el corazón de determinadas enfermedades, sobre todo la hipertensión arterial y la diabetes, o al estudiar algunos síntomas, como el síncope (para descartar que el corazón sea el responsable).

- Eco de troncos supra-aórticos: Los troncos supra–aórticos son las arterias que salen de la aorta hacia arriba. Tanto hacia la derecha como hacia la izquierda sale una arteria carótida (que se dirigirá hacia la cabeza) y una arteria subclavia (que irá a un miembro superior). El eco de troncos supra-aórticos lo que realmente ve son las arterias carótidas. Las arterias carótidas se dividen en arteria carótida interna y arteria carótida externa; cada una de ellas presenta distintas divisiones para llegar a todas las regiones del cerebro. El eco de troncos supra-aórticos se realiza cuando se sospecha que las arterias carótidas están dañadas, generalmente por arterioesclerosis. La arterioesclerosis provoca que las arterias se estrechen o que tengan trombos en su interior, con riesgo de desplazar un trozo de tal trombo hacia el cerebro (embolia cerebral). Hay casos en los que una parte de la pared del vaso se despega: disección carotídea. Por tanto se suelen realizar cuando se cree que un accidente cerebrovascular se debe a enfermedad de las carótidas y en otros casos menos frecuentes, como una pérdida de conocimiento en la que se sospecha que el origen está en las arterias carótidas (falta el aporte sanguíneo al estar estrechadas) o si hay una exploración anormal de las carótidas.

- Eco abdominal: La ecografía abdominal tiene un amplio número de indicaciones, pero en general se realiza cuando un dolor abdominal no se explica con los datos de la exploración y el resultado de los análisis y de las radiografías convencionales. Las imágenes no son tan claras como las que ofrece el TAC o la resonancia magnética, por lo que si el diagnóstico no es definitivo con la ecografía, puede ser necesario realizar un TAC abdominal. Aun así, la ecografía abdominal tiene una gran precisión para detectar anomalías en el hígado y vía biliar o en la vía urinaria.

- Eco miembros: Tiene dos indicaciones principales. Por una parte para ver los vasos sanguíneos. Esto se hace ante la sospecha de que los vasos estén estrechos porque tengan trombos o émbolos y como consecuencia de ello el flujo de la sangre está disminuido. Si la patología es en las venas, se produce una trombosis venosa (más frecuente) y si es una arteria se tratará de una embolia o de un trombo arterial. La otra indicación es para ver lesiones musculares, como hematomas o desgarros.

MÉTODO

Radiología convencional

Se realizará en un lugar apropiado y acondicionado para tener un aparato productor de rayos X, suficientemente aislado mediante estructuras que no dejen penetrar los rayos X fuera de ellas, como pueden ser paredes de hormigón gruesas o de plomo.

El aparato de rayos y su posición puede ser muy diferentes para realizar una radiografía de tórax, de abdomen,o para hacer una radiografía de la dentadura.

Un técnico de radiología será el encargado de realizar la exploración y ajustará el tiempo de exposición y la intensidad de los rayos producidos. El técnico estará cubierto con un delantal de plomo y un contador de exposición para su propia seguridad.

Es importante no moverse mientras se realiza una radiografía, para evitar, como en una foto, que la radiografía salga movida y se pierda así definición. Si es necesario se puede solicitar más de una radiografía o en diferentes posiciones.

No es preciso estar en ayunas en las radiografías convencionales.

Es necesario quitarse la ropa y todo tipo de objetos metálicos (collares, pulseras, relojes, pendientes, cinturones...) de la zona que se explora.

Las mujeres deben informar al médico o al técnico en rayos si están o pueden estar embarazadas o si tienen puesto un DIU (dispositivo intrauterino).

Radiología convencional con contraste

ENEMA OPACO

Esta exploración consiste en visualizar parte del intestino grueso mediante varias radiografías en distintas posiciones tras administrar un contraste visible a los rayos X a través del recto. Para reducir la irradiación se utiliza tecnología digital.

Al introducir bario por el ano, éste se ve de color blanco en las radiografías, lo cual sirve para delimitar el intestino grueso, mostrando sus contornos y revestimiento.

El medio de contraste se puede acumular en zonas anormales y poner de manifiesto pólipos, tumores, divertículos...

La duración aproximada de esta prueba es de unos 30 minutos.

La preparación del colon para realizar un enema opaco debe ser muy buena. Un colon mal preparado nunca podrá ser explorado adecuadamente, siendo motivo de errores diagnósticos y de molestias para el paciente, por las repeticiones de exploraciones que provoca.

En el cuadro de la página siguiente se econtrarán las normas de preparación para el enema opaco. Esta preparación no se realizará en enfermos con colitis aguda ni con colitis ulcerosa diagnosticada.

Después de la exploración no es necesario que mantenga ningún cuidado especial, pudiendo hacerse vida normal.

TRÁNSITO GASTROINTESTINAL

Los estudios con papilla de bario (medio de contraste) a menudo proporcionan mucha información.

Al ingerir bario éste se ve de color blanco en las radiografías, lo cual sirve para delimitar el tracto gastrointestinal, mostrando los contornos y el revestimiento del esófago, estómago e intestino delgado.

Las radiografías pueden realizarse a diferentes intervalos de tiempo para determinar la localización del bario. También puede usarse un fluoroscopio para observar cómo se desplaza el bario a lo largo del tubo digestivo (este proceso puede ser filmado para una revisión posterior). Además del bario en forma líquida, se pueden dar alimentos recubiertos de bario, de tal forma que el médico puede localizar mejor las obstrucciones o ver porciones del esófago que no se

PREPARACIÓN PARA LA REALIZACIÓN DE ENEMA OPACO

1) DIETA

   Durante los tres días previos al examen seguirá una dieta sin residuos (más adelante se explica cómo debe ser ésta)

2) SOLUCIÓN EVACUANTE BOHM

   Si la cita es para la mañana siguiente, comenzar a las 6-8 de la tarde del día anterior a la exploración.

   Si la cita es para la tarde, comenzar a las 8 de la mañana del mismo día.

   Preparar la solución en el vaso dosificador que acompaña al producto. Se prepara un sobre cada vez, añadiendo agua hasta la marca de 250 ml. Se agita hasta la completa disolución del polvo.

   Comenzar a beber la solución evacuante a razón de un sobre preparado cada 15-20 minutos.

   Si después de tomar un mínimo de 8 sobres las deposiciones son líquidas, claras y limpias se puede dejar de tomar el preparado. En caso contrario, se deben tomar todos los sobres que trae el envase.

   Comenzarán los deposiciones entre 30-60 minutos del inicio de las tomas.

   El preparado tiene ligero sabor salino. Si se tolera mal, pueden distanciarse las tomas. En casos especiales, puede administrarse por sonda.

3) ENEMAS

   Si una vez terminada la solución las heces no son líquidas, claras y limpias, se pondrá un enema de agua templada, sin añadirle nada al agua.

   Se repetirá el enema cada 30 a 60 minutos hasta que se expulse agua limpia.

4) PREPARACIÓN EN PERSONAS QUE NO TOLERAN LA SOLUCIÓN BOHN:

   Poner un enema Casen 250 ml la noche anterior a la prueba y otro 2 horas antes de la exploración. Algunas personas quedan bien limpias, pudiendo bastar solo con los enemas.

   Si no es así, el día anterior por la tarde tome la solución X-Pred con agua.

NO SE PODRÁ TOMAR	SÍ SE PODRÁ TOMAR
Productos lácteos	
Sopas	Caldo de verdura filtrado
Huevos y tortillas	Pastas
Verduras y patatas	
Carnes grasas	
Carnes de caza	
Embutidos	
Carnes magras	
Hígado	
Pescado azul	Pescado blanco sin salsa
Pescado en salsa	
Mariscos	
Bollería refinada	Pan
Chocolate	Galletas
Pasteles, dulces	Miel
Grasas	
Aceites	
Especias	
Café	Manzanilla
Café con leche	Té
Bebidas alcohólicas	Agua con gas
	Agua sin gas

están contrayendo normalmente. Tomar ambas preparaciones al tiempo puede mostrar mejor las anormalidades.

El bario que se ingiere por la boca o se administra en forma de enema es finalmente excretado con las heces. Éstas adoptan una coloración blanca calcárea.

En el cuadro de la página siguiente, se indican los pasos que se siguen cuando se realiza un tránsito gastrointestinal.

Entienda a su médico

PASOS A SEGUIR EN UN TRÁNSITO GASTROINTESTINAL	
ANTES DEL ESTUDIO	Se recomienda que el paciente lleve una alimentación ligera desde un par de días antes y que no coma nada después de la media noche anterior al estudio, ya que el estómago debe de estar completamente vacío para poder ser examinado.
	Debe de llegar en ayunas y no fumar o mascar chicle antes del examen, pues esto origina acumulación de fluidos en el estómago.
	Se deben suspender ciertos medicamentos, como antiácidos
DURANTE EL ESTUDIO	Se comienza con el paciente de pie y se le dan gránulos carbonados (llamados E-Z-Gas), los cuales generan CO_2 gaseoso en el estómago inmediatamente después de tomarlos.
	Después, se da una taza de bario de alta densidad, generalmente sabor limón o fresa.
	El paciente va tomando el bario mientras el radiólogo observa su flujo a través del esófago, estómago y duodeno.
	Se toman imágenes cada 30 o 60 minutos.
	El radiólogo se puede auxiliar con un medio de contraste, como el aire, para clarificar las imágenes.
	Puede durar hasta 6 horas, ya que el bario avanza de manera lenta.
DESPUÉS DEL ESTUDIO	El estudio termina cuando el bario llega a colon.
	Se recomienda después del estudio tomar muchos líquidos y un laxante para vaciar el colon de bario. Si el ingreso de líquidos es reducido, el bario tiende a endurecerse, lo que puede producir estreñimiento. ·

Tomografía axial computerizada

La tomografía axial computerizada (TAC), también llamada escáner, es una técnica de diagnóstica que permite visualizar imágenes seccionadas por planos de todo el cuerpo.

La imagen que resulta de una tomografía axial computerizada se basa en la emisión de rayos X (igual que la radiología convencional), que atraviesan al paciente desde distintos ángulos (la diferencia esencial con la radiología convencional). Los rayos son absorbidos de distinta forma según la densidad de los distintos tejidos del organismo por los que pasa. La radiación resultante es recogida por un sistema de detectores y posteriormente es reconstruida por un ordenador que la transforma en una sola imagen, de un plano axial concreto.

El paciente se introduce tumbado en una aparato circular, Gantry o garganta. En él se encuentran el tubo de rayos X y el sistema de detección de rayos. El aparato realizará los movimientos necesarios para la exploración.

El enfermo puede tomar su medicación habitual.

Se recomienda acudir en ayunas, aunque no es estrictamente necesario. Se indicará cuando se da la cita. Si el estudio es digestivo, hay que procurar no comer alimentos que produzcan gases el día anterior ni que contengan residuos (a menudo cuando se da la cita se indican los alimentos que se pueden consumir).

En ocasiones, para visualizar determinadas estructuras del organismo se necesita la ayuda de una sustancia de contraste, que según lo que se quiera explorar se puede administrar por una vena o por la boca, en cuyo caso se deberá permanecer en ayunas durante cuatro a seis horas antes para evitar el contenido intestinal.

La duración es variable dependiendo del segmento a estudiar, si hay que administrar contraste y de la rapidez del equipo. Los nuevos equipos son cada vez más rápidos, fundamentalmente los TAC helicoidales, que pueden realizar los cortes en escasos minutos. Como máximo suele durar unos 20-30 minutos.

El TAC no causa dolor ni molestias.

Al finalizar el estudio, el paciente puede reanudar sus actividades habituales.

Los pasos a los que se someterá el enfermo al realizar la prueba son:

- Se informará al paciente detalladamente de todo el proceso. Si existen dudas deben solventarse siempre antes del procedimiento.

- Es conveniente que el paciente evacue el contenido intestinal antes de hacer la exploración.

- Se hacen una serie de preguntas para obtener información del estado general del enfermo y para valorar si presenta ansiedad.

- Se comprobará si tiene autonomía de movimientos y su grado de colaboración.

- Se depositará la ropa y los objetos metálicos en el área de preparación.

- Se introduce al paciente en el Gantry, desde donde tendrá comunicación directa con la sala de imágenes (donde están los técnicos de rayos o los médicos), por si necesita algo.

- Habitualmente se sujeta la cabeza del enfermo a la mesa para que se mantenga quieto cuando la máquina se vaya deslizando.

- Los técnicos o médicos observan al paciente durante toda la exploración.

- Al finalizar la prueba la incorporación debe ser lenta, por si presenta una hipotensión postural.

Resonancia magnética

La obtención de las imágenes en la resonancia magnética nuclear (RMN) se consigue mediante la estimulación del organismo a la acción de un campo electromagnético con un imán de 1,5 Tesla (equivalente a 15 mil veces el campo magnético de la tierra). Este imán atrae a los protones que están contenidos en los átomos de los tejidos, que se alinearán con el campo magnético. Cuando se interrumpe el pulso, los protones vuelven a su posición original de relajación, liberando energía y emitiendo señales de radio que son captadas por un receptor y analizadas por un ordenador que las transformará en imágenes (cada tejido produce una señal diferente).

El aparato de RMN estará en un lugar aislado de todo tipo de campos magnéticos exteriores.

En la resonancia magnética las imágenes se realizan mediante cortes en tres planos: axial, coronal y sagital, sin necesidad de que el paciente cambie su posición.

El paciente permanece tumbado en una camilla y ésta se desliza dentro del tubo que genera los campos magnéticos. El aparato genera campos magnéticos alrededor del paciente y emite ondas de radio que se dirigen a los tejidos a estudiar. Las resonancias magnéticas atraviesan los huesos (se pueden ver muy bien los tejidos blandos).

Se debe permanecer quieto durante la exploración.

Cada corte precisará entre dos y quince minutos, por lo que la prueba en total puede tardar entre treinta y sesenta minutos.

Suele indicarse ayuno desde seis horas antes de la exploración.

Pueden añadirse contrastes paramagnéticos, como el gadolinio, para delimitar aún mas las estructuras y partes del cuerpo.

Los pasos que se siguen habitualmente son:

• En general, no es necesaria preparación alguna, pudiendo tomar su mediación habitual previa a la RMN (si es preciso que esté en ayunas se comunicará cuando se da la citación).

• Conviene realizar las necesidades fisiológicas antes de la prueba para no tener ganas durante la exploración.

• Se desviste al paciente y se le coloca una bata para la exploración.

• El tubo de la RMN tiene una apertura cilíndrica en su centro que es donde quedará introducido el paciente. Algunos modelos son abiertos para evitar la claustrofobia.

- Una vez finalizado el estudio y con el paciente ya fuera del imán, la incorporación debe ser lenta para evitar una hipotensión postural (al permanecer mucho tiempo acostado).
- Tras la exploración puede hacerse una vida normal.

Ecografía

La ecografía es una técnica de diagnóstico por imagen que se vale de ultrasonidos. Los ultrasonidos al atravesar las estructuras del organismo devuelven sonidos («ecos») de diferentes amplitudes, en función de qué órganos o tejidos sean atravesados. Así, se generan imágenes que permiten realizar análisis morfológicos (tamaño, forma, contenido...) e incluso obtener datos sobre la función.

La presencia de hueso, aire u obesidad extrema interfieren el paso de los sonidos que registra el ecógrafo, por lo que en estos casos, la rentabilidad disminuye. Así, por ejemplo, en una ecografía del abdomen, si el paciente es muy obeso y además tiene mucho gas, las estructuras abdominales se ven mucho peor (hígado, riñones, páncreas...). En estos casos, si no se ha obtenido la información necesaria, habrá que buscar una técnica alternativa.

La ecografía *doppler* es un tipo especial de ecografía, que añade la posibilidad de valorar el movimiento de la sangre, por lo que se utiliza para estudiar arterias, venas, la vascularización de los órganos o el corazón.

La preparación previa que precisa se indicará días antes, variando mucho según la zona que se explore. Por ejemplo, en la ecografía de las extremidades no se precisa de preparación previa, mientras que en la ecografía abdominal el paciente tendrá que acudir en ayunas y con la vejiga llena si es posible (el agua o la orina transmiten muy bien los sonidos).

La técnica consiste en colocar un transductor o sonda que genera los sonidos (ecos) sobre la piel, mejorándose la transmisión del sonido a través de un gel acuoso (interfase). Las imágenes se visualizan en un monitor y se registran para su posterior estudio.

En el estudio ginecológico y urológico (sobre todo para ver la próstata), la sonda se introducirá por la vagina y el ano respectivamente, para así ver correctamente los órganos.

Hay una técnica de ecografía cardíaca en la que se debe introducir el ecógrafo por la boca para ver el corazón desde el esófago y así estudiar mejor algunas estructuras del corazón (ecografía transesofágica).

Es aconsejable llevar ropa cómoda, ya que no siempre es preciso quitársela.

CONTRAINDICACIONES Y EFECTOS ADVERSOS

Radiología convencional

La realización de una radiografía convencional no causa ningún dolor.

La exposición a la radiación es temida por muchas personas. Hay varios puntos que deben tenerse en cuenta cuando consideramos los riesgos asociados a la exposición a radiaciones ionizantes (las utilizadas en radiología convencional):

- En las pruebas diagnósticas que usan radiaciones ionizantes, las dosis empleadas son normalmente muy pequeñas y a menudo de magnitud similar a las adquiridas de forma natural en el entorno diario. Como ejemplo, la dosis de una radiografía convencional de tórax puede tener entre 30-1.000 mR. Otras pruebas radiológicas emplean radiaciones más altas, que pueden alcanzar más de 5.000 mR.

- A pesar de los amplios estudios realizados sobre los efectos de la radiación, no existen evidencias concluyentes de daño a los tejidos. Incluso, algunos expertos creen que a las dosis tan pequeñas recibidas en esos estudios diagnósticos el riesgo es nulo.

- En cualquier caso, el riesgo potencial de exposición a la radiación en una prueba radiológica debe ser contrapuesto al beneficio derivado de su realización. Es evidente que si se sospecha una neumonía debe realizarse una radiografía de tórax, porque el tratamiento varía en función de lo que se vea en ella, con claro beneficio para el enfermo.

Por tanto, la dosis de radiación en un examen es pequeña pero con el tiempo, la dosis se acumula. Los trabajadores expuestos tienen indicadores que limitan la dosis total de radiación que pueden recibir (el técnico debe cumplir unos estrictos requisitos para mantener sus indicadores de dosis acumulada al mínimo).

Aunque no se ha atribuido ningún efecto adverso sobre la salud directamente relacionado a la exposición a bajas dosis de radiación (la exposición a los rayos es baja con los aparatos actuales, ya que utilizan muy baja radiación para producir imágenes), se ha de mantener la exposición al mínimo posible.

En todo caso, las mujeres embarazadas y los niños son más sensibles a la exposición, por lo que se debe tener más cuidado y evitar exploraciones innecesarias.

Radiología convencional con contraste

Ambas pruebas (el tránsito gastrointestinal y el enema opaco), tienen en común su medio de contraste, el sulfato de bario. Respecto a este contraste hay que decir:

- Es inerte y suspensible solo en agua.

- No se absorbe casi nada por el tubo digestivo. La falta de absorción significativa por el intestino hace que el contraste no se degrade en su paso a través del mismo.

- El sulfato de bario es tóxico cuando escapa al mediastino (al salir del esófago) o a los tejidos blandos extraperitoneales (al salir del estómago o del intestino), pudiendo provocar una reacción inflamatoria con fibrosis extensa, mediastinitis severa (inflamación del mediastino) y peritonitis por perforación de víscera hueca, que tiene elevada morbilidad y mortalidad.

Respecto a los efectos de la radiación, son iguales que en la radiología simple sin contraste.

ENEMA OPACO

Esta prueba puede causar dolor en forma de retortijones, provocando incomodidad ligera o moderada.

El paciente debe beber abundantes líquidos durante todo el día para eliminar mejor el contraste que se le ha administrado. Un laxante ligero puede acelerar dicha eliminación.

No se recomienda este estudio en pacientes con obstrucción en colon porque el bario tiende a convertirse en un bolo sólido antes de llegar a la obstrucción.

Tampoco se recomienda si al paciente se le realizará un TAC pues el bario puede permanecer por días en el colon, lo que hace imposible tener una buena imagen en el abdomen por ser muy opaco en las imágenes del TAC.

TRÁNSITO GASTROINTESTINAL

El bario debe ser eliminado rápidamente tras la exploración, porque puede causar un estreñimiento importante.

Un laxante ligero puede acelerar dicha eliminación.

Tomografía axial computerizada

Con esta técnica se expone al paciente a mayor radiación que con las radiografías convencionales, ya que es como hacer muchas radiografías a la vez y desde distintos ángulos.

- Es recomendable no someter a numerosas exploraciones radiológicas a menores de 18 años (no olvidemos que un TAC es como muchas radiografías convencionales).

- Las mujeres embarazadas no deben realizarse esta exploración (por los efectos de la radiación al feto). Si no es posible retrasarlo se intentará realizar después del primer trimestre (periodo de mayor sensibilidad del feto a las radiaciones), pero si la salud de la madre está en grave peligro y no hay prueba alternativa se valorará su realización.

- En las mujeres en edad fértil y no embarazadas, si el estudio no es urgente, se hará en los primeros días tras la regla.

- El equipo que realiza el TAC emite una serie de ruidos (mucho menos que la resonancia magnética) y de movimientos que pueden ser molestos.

No produce claustrofobia.

Cuando es necesario inyectar una sustancia de contraste al paciente para visualizar más fácilmente la zona a estudiar, puede ocasionar algún tipo de alergia a la sustancia inyectada. En cualquier caso, el centro donde se realiza el TAC dispondrá de los medios adecuados para tratar tal alergia. Si no se produce la primera vez que se inyecta el contraste, prácticamente se descarta la alergia. Si se es alérgico a estos productos, se debe advertir previamente (aunque se preguntará antes de administrarlos). Por este y otros motivos será necesario firmar un consentimiento escrito donde se aceptan los posibles riesgos.

A veces, algunos enfermos con alteraciones motoras (en los movimientos), como es posible que le suceda por ejemplo a un enfermo con Párkinson, no pueden realizarse un TAC por la imposibilidad de permanecer inmóvil.

Resonancia magnética

Al igual que en el TAC, debe ser firmado un consentimiento escrito de aceptación de riesgos, aunque es incruento y no invasivo para el paciente.

No produce dolor.

Las ondas magnéticas no producen daños.

El problema principal es la claustrofobia (sentimiento de estar encerrado), tanto por estar en un tubo cerrado como porque la máquina produce mucho ruido (se oye un ruido intenso en forma de pulsos, producido por el campo magnético).

- El ruido se atenúa mediante unos cascos protectores.

- En niños pequeños o en personas muy nerviosas (con claustrofobia), puede ser necesario usar sedación para que permanzezcan quietos durante la exploración. Esta sedación puede administrarse por boca o mediante inyección.

Si se trata de un paciente claustrofóbico (o muy nervioso), debe sentirse psicológicamente lo más preparado posible. El aparato puede parecer inquietante y el túnel donde ha de permanecer puede favorecer reacciones claustrofóbicas. Para aliviar estas posibles tensiones es conveniente:

• Dar una información detallada, cuidadosa y comprensible en relación al contenido del examen, aclarando las dudas que se puedan plantear.

• La colaboración por parte del enfermo es clave (siempre en función de su estado de ánimo).

• Si es necesario estará acompañado durante la exploración.

• Procurar la mayor comodidad posible en el túnel.

• La comunicación directa y abierta con la sala de imágenes siempre ayuda (desde la sala se observa al paciente durante la exploración y se atienden las posibles necesidades que pueda presentar).

La camilla puede estar fría y dura (puede ser necesaria una pequeña almohada).

No se deben realizar RMN a mujeres embarazadas. Habitualmente se intenta diferir la resonancia hasta que finalice el embarazo, pero si es necesario se hará a partir del primer trimestre. Durante el primer trimestre no se realiza, a no ser que sea estrictamente necesario, para preservar la salud de la madre, sin que se haya demostrado que exista un riesgo aumentado de malformaciones o abortos.

No se deben realizar RMN a personas que tengan implantado un marcapasos.

No deben llevarse objetos metálicos (anillos, collares, pendientes...) en ninguna parte del cuerpo, inclusive aparatos dentales móviles o prótesis metálicas.

Si el paciente tiene historia previa de reacciones alérgicas, enfermedades graves o es portador de prótesis u otro objeto metálico, no debe olvidar comunicarlo previamente a la prueba.

Ecografía

La ecografía es indolora y no presenta peligro alguno, incluso durante el embarazo o la infancia, por lo que puede repetirse las veces necesarias sin riesgo para la salud (a diferencia de otros medios de diagnóstico por imagen).

No se precisa nunca la administración de contrastes.

SABÍA USTED QUE...

- ¿Qué quiere decir el médico cuando le dice a alguien que tiene piedras en la vesícula? La vesícula es un órgano situado bajo el hígado que almacena la bilis fabricada por éste y que será vaciada en el intestino delgado. En ocasiones se forman pequeños elementos sólidos dentro de la vesícula, los cálculos o piedras. Si poseen calcio se pueden ver en una radiografía convencional y si poseen colesterol (la mayoría) no se ven en la radiografía, por lo que es necesario una ecografía para localizarlos. Los cálculos de la vesícula producen molestias por distintos motivos, pero casi siempre es porque salen de ésta y obstruyen el conducto de salida de la vesícula (colecistitis), la vía biliar bajo la vasícula (colédocolitiasis con/sin colangitis), el páncreas (el conducto donde desemboca el páncreas en el duodeno es común con la desembocadura de la vía biliar, pudiendo así producir una pancreatitis) o el intestino delgado (íleo biliar). Estos cuadros son muy aparatosos y en ocasiones graves, por lo que se deberá extorpar la vesícula, generalmente tras pasar el episodio agudo. Otras veces producen un cólico biliar, con síntomas muy molestos pero sin gravedad.
- ¿Y qué son las piedras en el riñón? Las piedras en el riñón (o nefrolitiasis) son formaciones sólidas que contienen casi siempre calcio, por lo que es posible que se vean en la radiografía convencional (aun así puede ser necesario una ecografía). Los síntomas se producen casi siempre, al igual que en los cálculos biliares, cuando salen de su ubicación habitual y bajan por la vía urinaria (por los uréteres), produciendo un cólico nefrítico, que resulta muy doloroso. El episodio agudo se trata con analgésicos y antiinflamatorios

hasta que se expulsa el cálculo, pero si se repiten mucho, se debe intentar disolver los cálculos, para lo que hay distintas técnicas.
- La semiología (descripción de los signos) en radiología es muy rica y variada. Para recordar los signos muchas veces se les da nombres comunes, algunos muy curiosos. El signo de la embarazada, de la cimitarra, las adenopatías en cáscara de huevo o el cráneo en sal y pimienta son algunos nombres usados en radiología convencional.
- Las radiaciones ionizantes, utilizadas en los estudios radiológicos con rayos X y en los exámenes de medicina nuclear, no son las únicas radiaciones a las que estamos expuestos. Hay radiaciones a las que normalmente estamos expuestos, como las que proceden del sol, de elementos naturales de la tierra, de materiales usados en la construcción de nuestros hogares e incluso de elementos radiactivos que forman parte de nuestro organismo. Producen los rayos infrarrojos (percibidas como calor), ultravioletas (broncean y aceleran el proceso de envejecimiento de la piel) o la luz visible. Dependiendo de donde vivamos, estamos expuestos a unas cantidades variables de radiación. En una ciudad normal, la dosis anual de radiación es aproximadamente de 300 mR, pudiendo llegar en otras ciudades a 600 mR y en algunos lugares del mundo se llegan a 1.000 mR. Un dato muy importante a tener en cuenta es que los lugares del mundo con tasas más altas de radiación no son los que tienen tasas más altas de cáncer. Esto se debe a que la incidencia de cáncer está asociada a otras variables del entorno, como la exposición al humo del tabaco, la combustión de derivados del petróleo o a carcinógenos de los alimentos.
- Las técnicas radiológicas, especialmente las más avanzadas, tienen una base física complicada que ha precisado duras investigaciones e incluso ha merecido un Premio Nobel, concretamente al desarrollar la técnica de la tomografía axial computerizada. Los inicios teóricos del TAC se realizaron al estudiar proyecciones angulares en movimiento y la densidad de las estructuras corporales, realizados por Allen Cormack en Estados Unidos y por Godfrey N. Hounsfield en Inglaterra durante los años sesenta. Estos dos investigadores recibieron el Premio Nobel de Medicina el año 1969. En el año 1967 ya se empieza a utilizar un aparato, que proporciona imágenes claras de cualquier parte de la anatomía, llamado tomógrafo computado o escáner, pero no es hasta el año

1972 cuando se instala el primer tomógrafo computado comercial, en el hospital Arlington Morley de Londres. A finales de los años setenta ya se había generalizado su uso. La resonancia magnética nuclear (RMN) nace a principios de los años ochenta.

- El estudio con RNM somete al paciente a tres efectos teóricamente perjudiciales: campo magnético intenso, gradientes rápidamente cambiantes (que inducen en el organismo campos eléctricos) y efecto calorífico de radiofrecuencia. Los riesgos potenciales de la RNM han sido estudiados con profundidad y hasta el momento actual no se han demostrado alteraciones biológicas perjudiciales. No se han observado cambios en la temperatura corporal interna, aunque la superficial al nivel de la piel puede aumentar hasta 3ºC. Asimismo, las corrientes inducidas en objetos metálicos implantados (prótesis) pueden producir un efecto calórico local, aunque no ha sido demostrado un efecto significativo alguno. El campo magnético ejerce una fuerza de atracción sobre los objetos ferromagnéticos. El mayor riesgo viene dado por los objetos móviles en las proximidades del imán, los cuales pueden convertirse en proyectiles, sobre todo en campos magnéticos altos. Las válvulas cardiacas no suelen ser ferromagnéticas y el campo magnético no tiene efecto sobre su funcionamiento.

- La exploración de cada órgano no sólo se realiza con los medios radiológicos nombrados. Veamos por ejemplo algunas de las pruebas que se realizan en el esófago. La manometría es una prueba en la cual se coloca en el esófago un tubo con instrumentos medidores de presión. Usando este aparato (llamado manómetro), se puede determinar si las contracciones del esófago son capaces de impulsar la comida con normalidad. Durante la manometría se puede realizar una determinación del ph esofágico (que mide la acidez en el esófago). Esta prueba se utiliza para determinar si una persona tiene reflujo de ácido (reflujo del ácido gástrico hacia el esófago). Se pueden realizar una o más mediciones. En la prueba de Bernstein (prueba de perfusión ácida del esófago), se coloca una pequeña cantidad de ácido en el esófago a través de una sonda nasogástrica. Esta prueba, que en ocasiones se utiliza para determinar si el dolor en el pecho es causado por una irritación ácida del esófago, es un buen método para detectar una inflamación del esófago (esofagitis).

CUESTIONARIO

1. **La eco de troncos supra-aórticos se realiza generalmente:**
   a) Cuando se sospecha que las arterias carótidas están dañadas.
   b) Cuando se sospecha que las arterias femorales están dañadas.
   c) Cuando se sospecha que las venas carótidas están dañadas.
   d) Para estudiar periódicamente y seguir un embarazo.

2. **¿Qué es falso respecto a la ecografía?**
   a) Es una prueba inocua (sin efectos secundarios).
   b) Lleva generalmente más de una hora su realización.
   c) En el corazón (ecocardiograma) tiene múltiples y muy útiles usos.
   d) La puede realizar con facilidad cualquier médico, aun sin experiencia.

3. **¿Qué es un disco intervertebral?**
   a) Un hueso situado en el cerebro, justo encima de la columna vertebral.
   b) Unas estructuras blandas, situadas entre las vértebras, que sirven para amortiguarlas.
   c) Un clavo que se coloca cuando hay una lesión de las vértebras.
   d) No existen los discos intervertebrales.

4. **¿Qué es falso de la resonancia magnética y la ecografía?**
   a) No utilizan radiaciones ionizantes.
   b) El campo magnético, en las dosis utilizadas para los tests diagnósticos, no ha demostrado causar alteraciones significativas en los tejidos.
   c) La energía ultrasónica, en las dosis utilizadas para los tests diagnósticos, no ha demostrado causar alteraciones significativas en los tejidos.

> Entienda a su médico

d) La energía ultrasónica, en las dosis utilizadas para los tests diagnósticos, ha demostrado causar alteraciones significativas en los tejidos.

5. **En el enema opaco, el contraste se introduce por:**
   a) La boca, para ver el intestino delgado.
   b) Por la boca y el ano, para ver el intestino delgado y el grueso.
   c) Por el ano, para ver el intestino grueso.
   d) Se hacen gárgaras y se expulsa el contraste (es para ver la faringe).

6. **Señale lo falso respecto al TAC:**
   a) Es una prueba de diagnóstico radiológica mediante la utilización de rayos X y procesamiento de las imágenes por ordenador. Mediante el ordenador se reconstruyen los planos atravesados por los rayos X. La imagen se construye midiendo la absorción de rayos X por el tejido atravesado.
   b) Consigue imágenes muy precisa del interior del organismo y de sus diferentes órganos, permitiendo diagnósticos muy precisos.
   c) El paciente permanece tumbado en una camilla y ésta se desliza dentro del tubo que genera los rayos X, que gira alrededor del paciente.
   d) Causa mucho dolor y molestias.

7. **Señale lo falso respecto al TAC:**
   a) El técnico de radiología permanece en contacto con el paciente constantemente a través de un sistema de comunicación, indicándole los pasos a seguir. Posteriormente, un médico especialista en radiología es el encargado de interpretar las imágenes
   b) En algunas ocasiones es necesario el uso de contrastes radiológicos intravenosos u orales para ver determinados órganos. Los contrastes radiológicos pueden producir reacciones alérgicas desde moderadas a severas,

aunque en todos los centros de radiodiagnóstico hay material y el personal entrenado para hacer frente a esta eventualidad.
c) Es una prueba que utiliza muy pocos rayos X, siendo sus peligros e inconvenientes menores que en otras pruebas que utilizan dicha radiación. Produce una dosis de radiación muy inferior a la producida por las radiografías simples (aunque dependerá del tipo de estudio realizado). Por tanto, debe ser usada en niños, ya que son más sensibles a la radiación. En las mujeres embarazadas, se puede realizar la prueba en el embarazo sin problema.
d) Se pueden estudiar prácticamente todas las regiones del cuerpo. Por ello se pueden estudiar prácticamente todos los sistemas: nervioso, digestivo, respiratorio...

8. **Señale lo falso respecto a la RNM:**
   a) Es importante que el paciente esté continuamente moviéndose para obtener buenas imágenes.
   b) Los principales problemas que pueden producirse son la claustrofobia y que el ruido resulte molesto.
   c) En algunas exploraciones se necesitará inyectar un contraste en vena durante la exploración. En los casos en que sea necesario el uso de contraste endovenoso o sedación se le pedirá que firme una hoja de consentimiento informado.
   d) Algunas ventajas son que es muy segura (ya que no produce radiación ionizante), que no es invasiva, que no hay dolor ni necesidad de punciones y que tiene una gran capacidad de resolución, generando muy buenas imágenes de los diferentes órganos y tejidos.

9. **Señale lo falso respecto a la RNM:**
   a) Puede producir claustrofobia.
   b) El ruido intenso nunca es molesto.
   c) Es relativamente cara respecto a otras técnicas de radiodiagnóstico.
   d) En algunos casos puede ser necesario inyectar contraste.

10. **Señale lo falso respecto a la ecografía:**
    a) La ecografía es una técnica diagnóstica que mediante la emisión y recepción de un haz de sonidos (ultrasónico) define las estructuras del cuerpo humano.
    b) Esta técnica no tiene efecto secundario alguno.
    c) Sólo puede repetirse cinco veces en un año.
    d) La presencia de hueso, aire u obesidad extrema interfieren el paso de los sonidos que registra el ecógrafo, por lo que en estos casos, la rentabilidad disminuye.

11. **Señale lo falso respecto a las pruebas de radiología simple con contraste:**
    a) En el tránsito gastroesofágico el paciente debe tragar cierta cantidad de papilla de bario. El sulfato de bario es radio opaco y se sigue el trayecto del mismo a través del intestino, mostrando con mayor claridad la anatomía de los órganos y sus movimientos.
    b) Para este estudio los médicos tienden a utilizar la fluoroscopia, una técnica de aplicación continuada de rayos X que permite observar o filmar el bario conforme pasa a través del esófago.
    c) La fluoroscopia permite al médico ver las contracciones esofágicas, los defectos anatómicos, obstrucciones, úlceras... A menudo, estas imágenes son grabadas en una película o en una cinta de vídeo.
    d) En un enema opaco el contrate se administra por la boca y las imágenes se obtienen cuando pasa el contraste por el colon.

MEDICINA NUCLEAR

FUNDAMENTO TEÓRICO

La medicina nuclear es una especialidad médica que emplea técnicas seguras, prácticamente indoloras y en ocasiones con muchos beneficios para la salud, al obtener una valiosa información sobre la función y la anatómica de los órganos del cuerpo humano.

Se emplean pequeñas cantidades de radiofármacos para diagnosticar y en ocasiones para tratar enfermedades.

Los radiofármacos son sustancias con actividad nuclear que son atraídas hacia los órganos, captando los tejidos las sustancias radioactivas en función de determinados factores (tipo de tejido, actividad inflamatoria, vascularización...).

Con frecuencia, las técnicas de medicina nuclear permiten detectar alteraciones mucho antes de que las enfermedades sean clínicamente detectables, lo que repercute significativamente en tratamientos tempranos (por tanto más efectivos) y pronósticos más favorables.

La medicina nuclear tiene varios medios diagnósticos: determinaciones analíticas, tomografía por emisión de positrones... Pero de las diferentes modalidades diagnósticas existentes, en conjunto las gammagrafías son las que proporcionan mayor información funcional, metabólica, fisiológica, química, cuantitativa y cualitativa más precisa, por lo que puede ser de gran utilidad en la evaluación de muchas enfermedades. La gammagrafía es con diferencia la prueba de medicina nuclear que más se utiliza. Por ello en este capítulo nos centraremos en ella.

Dado el alto número de exploraciones que se realizan en medicina nuclear (gammagrafías) y la similitud técnica que hay entre ellas, trataremos esta especialidad de la medicina como un conjunto, con sus indicaciones y contraindicaciones.

PRINCIPALES INDICACIONES

Las técnicas de medicina nuclear ofrecen procedimientos útiles en todas las especialidades de la medicina, desde cardiología a psiquiatría.

El valor clínico de la medicina nuclear molecular radica en su altísima sensibilidad diagnóstica, así como en su alta resolución de contraste que permite identificar rápidamente lesiones, aun cuando éstas no son detectables mediante modalidades radiológicas como la tomografía axial computerizada (TAC) o la resonancia magnética.

Hay casi cien evaluaciones distintas de medicina nuclear y no hay órgano que no pueda ser explorado mediante esta especialidad (todo tejido puede captar un determinado radiofármaco).

Permite además realizar tratamientos de:

- Enfermedades benignas y malignas de tiroides.
- Tratamientos paliativos del dolor en metástasis óseas.
- Enfermedades sanguíneas (trombocitosis idiopática, hemofilias...).

En cada especialidad médica, las pruebas de medicina nuclear tienen distintas indicaciones y generalmente se hacen cuando ya se han realizado previamente otras pruebas de imagen de radiología. Por ello es difícil explicar la indicación específica de cada prueba de medicina nuclear, por lo que sólo se nombrarán las principales exploraciones, sin entrar en las indicaciones específicas de cada una.

En función de los distintos sistemas o aparatos, las principales exploraciones son (con asterisco *, se señala el radiofármaco usado):

- Estudio en sistema cardiovascular:
  - Estudios de perfusión cardíaca (Talio 201*, Sestamibi Tc 99m*).
  - Ventriculografía radioisotópica (glóbulos rojos marcados con Tc 99m* en vivo).

- Estudio en sistema venoso y linfático:
  - Flebografía radioisotópica (Tc 99m* macroagregados en albúmina).
  - Linfografía radioisotópica (Tc 99m* coloide linfofas).
  - Determinación del drenaje linfático en lesiones de la piel.
- Estudios en aparato digestivo:
  - Gammagrafía de glándulas salivales (Tc 99m* pertecnetato).
  - Detección y cuantificación de reflujo gastroesofágico (Tc 99m* Fitato).
  - Estudio del tránsito esofágico (Tc 99m* Fitato).
  - Estudio del vaciamiento gástrico (Tc 99m* Fitato).
  - Detección de la mucosa gástrica ectópica (divertículo de Meckel) (Tc 99m* Pertecnetato).
  - Localización de hemorragias digestivas (glóbulos rojos marcados con Tc 99m* en vivo).
  - Evaluación gammágrafica del hígado y del bazo.
  - Gammagrafía hepatoesplénico (Tc 99m* Fitato).
  - Gammagrafía hepático con glóbulos rojos marcados.
  - Gammagrafía hepatobiliar (Tc 99m* Disida).
  - Gammagrafía selectiva del Bazo (Tc 99m* glóbulos rojos dañados).
- Estudios del pulmón:
  - Evaluación de la ventilación pulmonar.
  - Evaluación de la perfusión pulmonar.
  - Evaluación de ventilación-perfusión pulmonar.
- Estudio en sistema endócrino:
  - Gammagrafía tiroidea (Tc 99m* petecnetato).
  - Captación tiroidea de Tc 99m* pectecnetato.
  - Gammagrafía de paratiroides (Tc 99m* Sestamibi-TL 20l Tc 99m* pertecnetato).
  - Gammagrafía de suprarrenales con meta iodo benzilguanidina (MIBG-I131*).
- Estudio del aparato genitourinario.
- Estudio en sistema osteoarticular.

– Gammagrafía ósea (disfofonato (MDP)-Tc 99m*).
– Centellografía ósea en tres fases (MDP-Tc 99m*).
– Gammagrafía ósea en cuatro fases (MDP-Tc 99m*).
– Gammagrafía de médula ósea (Fitato-Tc 99m o sulpurocoloidal-Tc 99m*).

- Estudio en sistema nervioso central.
– Estudio de perfusión cerebral (Tc 99m*-DTPA).
– Estudio de perfusión y metabolismo cerebral tomográfico, SPECT (Tc 99m*-ECD (Neurolite).
– Cisternograma radioisotópico (Tc 99m*-DTPA).

- Estudio de tumor e inflamación (para la detección y seguimiento de procesos tumorales e inflamatorios, infecciosos o no infecciosos).
– Gammagrafía corporal y tomográfica (SPECT) con Citrato de Galio 67*.
– Gammagrafía y tomografía (SPECT) con MIBG-I131*.
– Gammagrafía y tomografía (SPECT) con Pentaoctreótride-In131*.
– Gammagrafía y tomografía (SPECT) con Tc99m*-MIBI*.

MÉTODO

La medicina nuclear es una especialidad médica de alta tecnología que utiliza elementos radiactivos llamados radioisótopos (en los radiofármacos).

Para su realización no es necesario estar en ayunas ni se requiere ninguna preparación especial.

Se administra el radiofármaco por vía intravenosa o vía oral.

Después de aplicados, con el uso de equipos detectores de radiación gamma (gammacámaras) se obtienen imágenes y datos cuantitativos de alta sensibilidad, brindando información morfológica y funcional de los órganos en estudio.

Con el equipo tomográfico SPECT se pueden realizar todas las evaluaciones funcionales de medicina nuclear (dinámicas o en movimiento, cuerpo entero, tridimensionales, tomográficas, sincronizadas a la señal electrocardiográfica...) necesarias para el diagnóstico de enfermedades.

Los SPECT funcionan a partir de mecanismos que permiten a los detectores de radiación (gammacámaras) realizar movimientos especiales para obtener varias imágenes representativas de la distribución de la radiomolécula administrada al paciente dentro de su organismo, la cual se comporta, se fija o depura de diversas formas en función de la enfermedad del paciente y de las propiedades de cada radiofármaco.

Los dos estudios gammagráficos realizados con más frecuencia son:

GANMAGRAFÍA TIROIDEA

El paciente no debe estar bajo la acción de las hormonas tiroideas sintéticas ni sustancias que contengan yodo, al menos durante 4-6 semanas.

Los medicamentos antitiroideos deben suspenderse al menos durante 4-5 días.

GANMAGRAFÍA ÓSEA

Es el estudio imagenológico del sistema óseo que se realiza después de la administración de un radiofármaco por vía intravenosa.

El paciente debe ingerir líquidos orales abundantes después de la administración del radiofármaco.

INTERPRETACIÓN

Una vez adquiridas las imágenes de los equipos detectores de radiación gamma (gammacámaras), son reconstruidas mediante potentes computadoras especialmente diseñadas para tal efecto.

Los datos procesados pueden ser empleados para generar toda clase de información (curvas, cortes tomográficos, valores numéricos...) que se interpretan junto con el resto de los datos del enfermo, generando así una información clínica que puede ser relevante en el diagnóstico, pronóstico, tratamiento o seguimiento del paciente.

Las imágenes de los órganos dan información:

- Morfológica: forma, tamaño y posición anatómicas.
- Funcional: capacidad que tiene órgano para captar y distribuir el radiofármaco. En función de ello se interpreta cómo funciona el órgano.

En cada órgano la interpretación es complicada, por lo que no profundizaremos más en ello.

CONTRAINDICACIONES Y EFECTOS ADVERSOS

Las técnicas de medicina nuclear no presentan efectos adversos.

La cantidad de radiación a la que se está expuesto en las exploraciones de medicina nuclear es similar y frecuentemente inferior a la recibida en las exploraciones radiológicas de rutina. Es posible adquirir tantas imágenes como sean necesarias de cualquier sitio del organismo sin la necesidad de exponer al paciente a mayores cantidades de radiación que las recibidas en estudios radiológicos convencionales.

No es invasiva, la mayoría de los casos basta con una inyección endovenosa (otras formas de administrar los radiofármacos es por vía oral, inhalatoria o intracavitaria, es decir, dentro del órgano que se explora).

En general el uso de los radiofármacos no causan reacciones alérgicas.

El embarazo es una contraindicación relativa: puede realizarse después del tercer mes, reduciendo la dosis de material radiactivo

Medicina nuclear

SABÍA USTED QUE...

- La medicina nuclear puede parecer algo muy reciente, pero no es así. Inició su desarrollo como especialidad a finales de los años cuarenta, momento en el que se decide utilizar la energía nuclear con fines médicos. El año 1946 se construye el primer reactor productor de radiofármacos. Hay otras fechas también importantes, como 1896, cuando Becquerel descubre la radioactividad del uranio o 1898, cuando Marie Curie descubre la radioactividad natural. En 1923, Hevesey utiliza los primeros trazadores radioactivos en la exploración biológica y en 1927, Geiger y Müller pone a punto un detector de radiaciones. En 1939, se realizan las primeras aplicaciones terapeúticas.

- A partir de los años sesenta el desarrollo de la medicina nuclear es imparable. Son de gran importancia la puesta a punto en los años setenta de la técnica del SPECT CEREBRAL y en los ochenta del PET (tomografía por emisión de positrones). Gracias a los últimos avances en medicina molecular, química, ingeniería, informática... la medicina nuclear tiene hoy un lugar muy importante en la clínica diaria. Actualmente existen casi 100 procedimientos distintos de medicina nuclear molecular y se calcula que tan solo en los hospitales de Estados Unidos se realizan entre 10 y 12 millones de evaluaciones gammagráficas por año y que con ellas se disminuyen en miles de millones de euros los gastos que el sistema de salud de ese país destina a la población.

CUESTIONARIO

1. **Señale lo falso respecto a la medicina nuclear:**
   a) Realiza el diagnóstico por imágenes mediante el uso de radioisótopos administrados a los pacientes, para obtener imágenes de la distribución de esas sustancias en los órganos que se desean estudiar.
   b) Generalmente los radioisótopos van unidos a compuestos químicos llamados fármacos, pasando a llamarse radiofármacos. De esta forma, el fármaco actúa como un vehículo que lleva la sustancia radiactiva al interior del órgano.
   c) Los estudios se pueden realizar gracias a que los radiofármacos se incorporan al funcionalismo normal del órgano que se quiere estudiar.
   d) Los radiofármacos son muy tóxicos.

2. **Señale lo falso respecto a la medicina nuclear:**
   a) Los procedimientos diagnósticos destacan por ser considerados como procedimientos no invasivos.
   b) Proporcionan información morfológica y funcional (fisiológica y bioquímica) sobre el estado o la enfermedad del paciente.
   c) La cantidad de radiación absorbida por los pacientes sometidos a evaluaciones diagnósticas es mucho mayor que la recibida en exploraciones radiológicas convencionales.
   d) No causan reacciones adversas o alérgicas.

3. **Después de aplicados los radiofármacos para una gammagrafía, se obtienen imágenes y datos cuantitativos de alta sensibilidad con:**
   a) Con el uso de equipos detectores de radiación gamma (gammacámaras).
   b) Un aparato de radiología convencional.
   c) Un motor nuclear que absorbe las radiaciones peligrosas.
   d) Por medio de la radiohabitación, sellada herméticamente.

4. **Señale lo falso respecto a la medicina nuclear:**
   a) El embarazo es una contraindicación total para su realización: el feto presentará alteraciones genéticas seguro.
   b) No es una técnica invasiva, la mayoría de los casos basta con una inyección endovenosa.
   c) En general el uso de los radiofármacos no causa reacciones alérgicas.
   d) Otras formas de administrar los radiofármacos es por vía oral, inhalatoria o intracavitaria, es decir, dentro del órgano que se explora.

ENDOSCOPIA

FUNDAMENTO TEÓRICO

Los métodos endoscópicos consisten en introducir por los orificios naturales (boca, fosas nasales o ano) un instrumento que permite ver la zona interior del aparato respiratorio o digestivo, con el fin de poder diagnosticar o tratar.

Existen numerosas enfermedades respiratorias y digestivas en las que tras realizar una serie de pruebas no queda claro el diagnóstico. Si se sospecha que la causa puede estar en la zona interior del aparato respiratorio o del digestivo (ambos son una red de tubos, en el caso del aparato respiratorio con divisiones cada vez menores y en el del aparato digestivo un tubo continuo), las técnicas endoscópicas pueden ser de gran utilidad. Pueden verse áreas de irritación, úlceras, inflamación, tumores...

En ocasiones, según lo que se encuentre, puede realizarse un tratamiento sobre la marcha. Otras veces se pospone el tratamiento para otra endoscopia o no es posible un tratamiento endoscópico.

Cuando se pasa a través de la boca un endoscopio, éste permite examinar el esófago (esofagoscopia), el estómago (gastroscopia) y el intestino delgado (endoscopia gastrointestinal alta).

Cuando se pasa a través del ano, permite examinar el recto (rectoscopia) y la porción inferior del intestino grueso (sigmoidoscopia), o la totalidad del intestino grueso (colonoscopia).

La función del endoscopio (sea para colonoscopia, gastroscopia, broncoscopia o en la cápsula endoscópica) es obtener unas imágenes para que las vea el médico que realiza la técnica y que con ellas poder tomar una decisión.

Por tanto, todo endoscopio lleva una luz y una cámara que graba las imágenes y son vistas en directo por el médico (con el endoscopio se puede obtener una buena visión del interior del aparato digestivo y respiratorio).

Además, a través de una serie de dispositivos, puede inyectar líquidos o aire, extraer muestras, tomar biopsias... bien para poder realizar un diagnóstico preciso o para realizar tratamientos. De esta manera, el médico puede hacer pasar diferentes tipos de instrumentos a través de un pequeño conducto que posee el propio endoscopio y así obtener muestras para exámenes (algunos pueden extirpar pequeñas masas) o efectuar diversos tratamientos (cauterización eléctrica para cerrar un vaso sanguíneo y detener una hemorragia, con una aguja se pueden inyectar fármacos dentro de las varices esofágicas y detener así su sangrado...).

PRINCIPALES INDICACIONES

Endoscopia alta (esofagogastroscopia)

- Ante la sospecha de hemorragia digestiva alta (hemorragia en el esófago, estómago y duodeno). Pueden deberse a úlceras, esogagitis, gastritis aguda, varices esofágicas o gástricas, tumores... Se sospecha generalmente cuando las heces son negras (melenas, que pueden significar sangre digerida) o cuando se vomita sangre (hematemesis), aunque a veces la hemorragia digestiva no produce síntomas claros y se sospecha tras detectarse una anemia ferropénica.

- Cuando un paciente presenta síntomas digestivos (reflujo gastroesofágico, dolor abdominal, aerofagia, dificultad para tragar o disfagia...) y se cree que pueden deberse a patología del esófago, estómago o duodeno, como una úlcera, esofagitis, gastritis o un anillo o divertículo esofágico.

- Para realizar el seguimiento o el tratamiento de enfermedades del esófago, estómago o duodeno, como las varices esofágicas, que periódicamente pueden requerir un tratamiento endoscópico o una úlcera gástrica, para confirmar la curación.

- Para extraer un cuerpo extraño (trozo de hueso, juguete, moneda...) del esófago, estómago o duodeno, que se ha ingerido de forma voluntaria o involuntaria.

Endoscopia baja (rectocolonoscopia)

- Cuando se sospecha hemorragia digestiva baja, consecuencia normalmente de una enfermedad en el colon, como divertículos, enfermedad inflamatoria intestinal (enfermedad de Crohn o colitis ulcerosa), hemorroides internas, tumores, angiodisplasia, pólipos... Generalmente se sospecha porque la deposición es sanguinolenta (rectorragia) o porque las heces van mezcladas con sangre (hematoquecia). No olvidemos que en ocasiones la hemorragia digestiva no produce síntomas claros y se sospecha tras detectarse una anemia ferropénica.

- Cuando una serie de síntomas hacen suponer que hay una enfermedad en el colon o en el recto (estreñimiento intenso y progresivo en poco tiempo con pérdida de peso, diarrea grave con sangre, moco o pus...) y para su diagnóstico se precisa una endoscopia

Cápsula endoscópica

- Algunas enfermedades quedan sin diagnosticar tras la endoscopia alta y baja, especialmente algunas hemorragias digestivas cuya causa puede estar en un trozo del intestino delgado que no se ve con la endoscopia alta (el tránsito gastroesofágico no es tan eficaz para ver la zona interior del tubo digestivo como los métodos endoscópicos). Por ello se ha introducido esta moderna técnica, que consiste en tragarse un pequeña cápsula que posee una cámara y que sigue el trayecto de todo el tubo digestivo. Por tanto, su principal indicación es la sospecha de hemorragia digestiva no diagnosticada tras la endoscopia alta y baja. Todavía no está muy extendida esta técnica, por lo que en este capítulo no la abordaremos con profundidad, centrándonos en el resto de técnicas endoscópicas.

Entienda a su médico

Colangiopancreatografía retrógrada endoscópica (CPRE)

• La colangiopancreatografía retrógrada endoscópica o CPRE es una técnica endoscópica que consiste en realizar una endoscopia alta hasta llegar al duodeno, donde desemboca el páncreas y la vía biliar de forma común (ampolla de Water). Por dicho conducto se puede introducir el endoscopio, generalmente para dirigirlo hacia la vía biliar. Por tanto, sus principales indicaciones son el diagnóstico o el tratamiento de enfermedades de la vía biliar y el páncreas, como la coledocolitiasis, colangitis, tumores de la vía biliar, pancreatitis litiásicas (por cálculos biliares)...

Broncoscopia:

• Hemorragia importante del aparato respiratorio (generalmente de los pulmones), tanto para su diagnóstico como para su tratamiento. Puede deberse a tuberculosis con grandes cavernas pulmonares u otras infecciones pulmonares, tumores, bronquitis crónica o bronquiectasias. Muchas veces no es fácil diferenciar con la clínica si la sangre viene del aparato digestivo o del respiratorio (si es del aparato respiratorio suele acompañarse de esputos con sangre o coágulos: hemoptisis).

• Para extraer un cuerpo extraño del aparato respiratorio, con riesgo de ahogo.

• Para realizar el diagnóstico de una enfermedad pulmonar (siempre que el diagnóstico no quede hecho tras evaluar la clínica, la radiología convencional y en ocasiones el TAC pulmonar), como algunas infecciones pulmonares, nódulos o masas, enfermedades intersticiales... Con la broncoscopia se tomarán las muestras necesarias para enviarlas a los laboratorios de microbiología, análisis clñinico y anatomía patológica.

MÉTODO

La endoscopia es el examen de las estructuras internas utilizando un tubo de visión de fibra óptica (endoscopio).

El diámetro de los endoscopios varía desde 0,5 a 1,30 centímetros y su longitud de 30 centímetros hasta 1,50 metros.

Los sistemas de vídeo de fibra óptica permiten que el endoscopio sea flexible y a la vez se tenga una fuente de luz y un sistema de visualización.

Como ya se ha señalado, muchos endoscopios están equipados con pequeños instrumentos que permiten recoger muestras de tejido o una sonda eléctrica para destruir tejidos anormales.

Endoscopia alta (esófagogastroscopia)

En la endoscopia digestiva alta o esofagogastroduodenoscopia, el endoscopio se introduce por la boca para pode ver la mucosa del esófago, estómago y duodeno, en busca de diferentes posibles alteraciones.

El tubo que se introduce es fino (mide menos de un centímetro de diámetro), largo y flexible.

A través de un canal, que está dentro del endoscopio, se pueden introducir instrumentos para recoger muestras (la toma de las biopsias no producirá ningún dolor) o tratar algunas enfermedades, como por ejemplo:

• Sacar objetos o alimentos (cuerpos extraños) que han sido tragados y que han quedado atascados, generalmente en el esófago.

• A veces existen zonas más estrechas que dificultan el paso de los alimentos y que pueden ser dilatadas o incluso poner un tubo (prótesis) a su través.

• Conseguir que una lesión que está sangrando, por ejemplo una úlcera, deje de hacerlo mediante la inyección de sustancias en el punto sangrante.

- Prevenir el sangrado de las varices esofágicas mediante la aplicación de bandas elásticas o realizando periódicamente su esclerosis.
- Quitar pólipos o incluso destruir algunas lesiones.

Es muy importante que el estómago esté vacío, por lo que la preparación más importante es no comer ni beber nada 6-8 horas antes de la exploración.

El paciente debe comunicar al personal médico si es portador de una prótesis valvular cardíaca o si tiene una enfermedad valvular cardiaca, si está tomando aspirina o anticoagulantes.

Si fuera muy necesario, se podría beber un poco de agua (en caso de que deba tomar alguna medicación, lo hará cuanto antes y ayudándose con pequeños sorbos de agua). Es importante no tomar antiácidos y no fumar antes de la prueba.

Estas horas de ayuno son fundamentales, porque si no, al introducir el endoscopio, no se podría ver bien la mucosa del esófago, estómago y duodeno al estar tapada por los alimentos. Además se podrían vomitar o tener algún problema más serio.

En general se realiza de forma ambulatoria, es decir, no hace falta ingresar en un hospital. Solo cuando se aplica algún tratamiento es conveniente permanecer en observación unas horas.

Si se tiene prótesis dentales, hay que quitarlas antes de introducir el endoscopio.

Se pondrá al paciente en una posición cómoda, generalmente acostado sobre el lado izquierdo de su cuerpo.

Se aplica un spray con anestesia en la boca y garganta, para disminuir el reflejo de deglución y del vómito.

A veces se puede poner una medicación en la vena para conseguir más relajación (sedación).

A continuación, el médico introducirá el endoscopio por la boca y pasará rápidamente hacia el tubo digestivo. Se irá explorando el esófago, el estómago y luego el duodeno para ver toda la mucosa de estas áreas.

Suele ser necesario introducir aire para abrir un espacio en el tubo digestivo y así permitir el paso del endoscopio.

No se producirá dolor ni se dificultará la respiración.

La exploración suele durar pocos minutos, alargándose un poco más si hay que aplicar tratamientos.

Después de la exploración no se debe comer ni beber hasta pasados 30-60 minutos. Se notará la garganta anestesiada por la medicación y se pueden tener dificultades para tragar.

Endoscopia baja (rectocolonoscopia)

La colonoscopia es un procedimiento que permite al médico el examen de todo el colon (intestino grueso).

Consiste en la inserción de un tubo flexible del espesor de un dedo a través del ano, avanzándolo lentamente primero por el recto y a continuación a lo largo de todo el colon.

Es necesario limpiar completamente el colon para que la colonoscopia sea completa y precisa. Habitualmente, el médico encargado de realizar la colonoscopia suministrará una hoja informativa donde se detallan las instrucciones relacionadas con la dieta, el laxante que se debe tomar y los enemas a realizar durante las horas previas a la colonoscopia.

Se debe informar al médico de la medicación y de las alergias unos días antes de la colonoscopia. La mayoría de la medicación debe ser continuada sin modificaciones, únicamente algunos fármacos pueden interferir con la preparación o el examen. Los productos que contienen aspirina, los anticoagulantes (acenocumarol), la insulina y los preparados con hierro tomados por vía oral deben ser particularmente comentados con médico.

También se debe decir si se tiene alguna enfermedad en una válvula cardíaca o si se es portador de prótesis valvulares cardíacas o vasculares, pues pueden ser necesario antibióticos profilácticos.

Es conveniente que haya algún acompañante.

Durante el procedimiento el enfermo se colocará del lado izquierdo o boca arriba. El colon se examinará tanto cuando avanza el endoscopio como cuando se retira.

Por lo general la colonoscopia dura entre 10 y 20 minutos. En ocasiones, cuando se realizan otras técnicas, como la resección de pólipos, puede durar más.

A veces se puede poner una medicación en la vena para que se esté más relajado (sedación). Se administrará por vía endovenosa (se precisa la colocación de una cánula venosa) diferentes fármacos: calmantes, sedantes... que permiten que la exploración sea totalmente indolora.

En algunos casos no es posible estudiar todo el colon. El médico decidirá si el examen es suficiente, si debe repetirse o si se debe realizar otra exploración.

Hay una serie de resultados sobre los que el médico debe decidir durante el procedimiento cómo actuar:

- Si existe un área de intestino que necesita un examen más detallado, el médico puede utilizar un instrumento (pinza de biopsia), introducido a través del endoscopio, para obtener pequeñas muestras de tejido y ser analizado. Es muy importante saber que la toma de biopsias se realiza por múltiples razones y en la mayor parte de las ocasiones no existe un cáncer.

- Si se detectan pólipos durante la colonoscopia, lo habitual es que sean extirpados en el mismo procedimiento, aunque en algunos casos será necesaria una segunda endoscopia para realizar esta resección (en función del resultado del análisis, se repetirá más veces la colonoscopia para vigilar los pólipos).

- Si el examen demuestra lesiones que pueden haber producido anemia o sangrado, se podrá inyectar medicación para realizar coagulación.

Después de la colonoscopia si se ha sedado al paciente, éste deberá permanecer aproximadamente 20 minutos en la sala para vigilar la recuperación.

No deberá conducir durante las próximas 10 o 12 horas.

Después de la colonoscopia, puede reiniciar la bebida y comida de alimentos habituales pasadas una o dos horas.

Abajo se explican los principales pasos realizados durante la preparación para una colonoscopia.

Colangio pancreatografía retrógrada endoscópica (CPRE)

La colangio pancreatografía retrógrada endoscópica (CPRE) es una exploración que se realiza de manera muy parecida a la gastroscopia. Es útil para el diagnóstico y tratamiento de algunas enfermedades del páncreas, vesícula y vías biliares y del hígado.

El endoscopio se introduce por la boca y avanza hasta llegar al duodeno, donde localiza la papila, que es donde está el orificio donde desembocan los conductos biliares y pancreáticos.

A través de este orificio se inyecta un contraste y se hacen radiografías para ver estos conductos y si hay alteraciones.

También se pueden realizar una serie de técnicas en función de lo que se encuentre:

• Al abrir los conductos y con una pequeña cesta extraer piedras (cálculos) situadas en el conducto biliar principal (colédoco) o pancreática.

• Colocar pequeños tubos de plástico o de malla metálica (prótesis) en alguna zona estrecha de los conductos biliares o pancreáticos para que dichos conduztos puedan drenar su contenido si hay algo que se lo impide.

Para aplicar estos tratamientos a veces es necesario hacer una esfinterotomía, que consiste en agrandar el orificio por donde drena la bilis haciendo un pequeño corte, para así poder colocar las prótesis o sacar las piedras hacia el intestino.

Cápsula endoscópica

Esta técnica no está todavía extendida y se realiza en pocos centros.

El aparato digestivo debe estar vacío, igual que en la endoscopia alta, por lo que su preparación es similar.

La cápsula es un pequeño dispositivo que se traga por la boca y recorre todo el tubo digestivo, registrando lo que graba una cámara

Dura muchas horas, pero el paciente puede estar en una cama cómodamente.

Finalmente expulsa la cápsula con la deposición.

No causa ningún dolor.

Broncoscopia

La broncoscopia es un examen que permite la visualización de las vías respiratorias superior e inferior, bien para diagnosticar o bien tratar numerosas enfermedades inflamatorias, infecciosas o malignas.

Este examen se realiza con el paciente sedado.

Se inserta el broncoscopio, un tubo delgado y flexible del grosor de un lápiz, a través de la nariz o la boca, hasta la traquea y bronquios principales de ambos pulmones.

Se puede utilizar un broncoscopio rígido o flexible, o un video fibro-broncoscopio. El broncoscopio flexible es menos traumático para el paciente porque esta constituido por fibras ópticas que permiten un mayor área de observación del árbol bronquial.

Tras introducir el endoscopio, se pueden realizar diferentes técnicas diagnósticas o terapéuticas, como:

- Recolectar muestras (citología, histología y microbiología):
  - De secreciones traqueo-bronquiales.
  - De tejidos por aspiración.
  - De tejidos por extracción (biopsia).

- Extraer tejido bronquial anormal con láser o electrocoagulación.

- Coagular lesiones sangrantes.

- Extraer cuerpos extraños.

Se deben revisar todos los medicamentos que esta recibiendo el enfermo para suspenderlos si es preciso en caso necesario, ya que ciertos fármacos pueden favorecer el sangrado, como la aspirina y el acenocumarol.

Se deben hacer pruebas de coagulación y verificar que son normales.

La noche anterior no se debe beber ni comer nada.
Es aconsejable ir acompañado.

El procedimiento será el siguiente:

- Antes de comenzar se suele colocar una vía intravenosa para la posible aplicación de medicaciones adicionales (sedantes, tranquilizantes...). La vía venosa se mantiene permeable durante el examen.

- Se inserta el broncoscopio por la nariz o la boca, se pasa por la faringe, laringe (se atraviesan las cuerdas vocales) y se entra en la traquea. En este momento es posible sentir que no se puede respirar, pero es sólo poco tiempo, ya que el médico se asegura de pasar hasta que se recupera la ventilación y así asegurar la respiración.

- Durante el procedimiento, a través del broncoscopio se aplica medicación para disminuir el reflejo de la tos y poder realizar adecuadamente el examen.

No se puede hablar durante el procedimiento para evitar que se lesionen las cuerdas vocales.

Permanecerá en observación hasta la recuperación completa.

INTERPRETACIÓN

A continuación se expondrán algunos conceptos sobre las patologías más prevalentes encontradas con cada técnica.

No hay que olvidar que uno de los resultados más frecuentes de las técnicas endoscópicas, al igual que en cualquier prueba complementaria, es que no se encuentre nada anormal.

ENDOSCOPIA ALTA (ESOFAGOGASTROSCOPIA):

- Una úlcera es una herida, es decir: falta un trozo de la región interior del esófago, estómago o duodeno (faltan varias capas de células: mucosa submucosa...). En función de los síntomas que haya provocado la úlcera, será preciso la hospitalización (por ejemplo si ha sangrado profusamente) o no, realizándose el tratamiento ambulatoriamente. Cuando el sangrado se

| Entienda a su médico

Broncoscopia

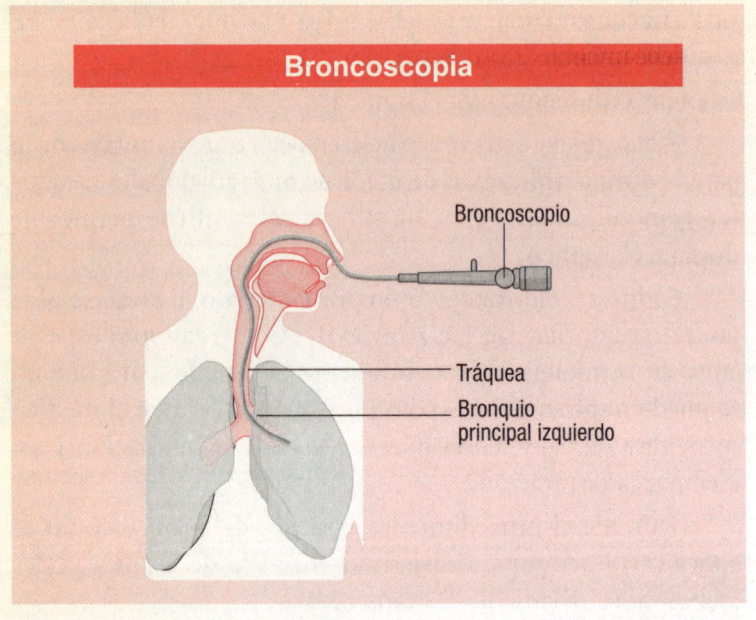

- Broncoscopio
- Tráquea
- Bronquio principal izquierdo

evidencia con la endoscopia alta se puede aplicar una sustancia que ayude a la coagulación y así poder cortarlo.

- Una gastritis (también una esofagitis o duodenitis) es más superficial que la úlcera, por lo que no llega a capas celulares tan profundas. Puede ser aguda o crónica, con implicaciones distintas en cada caso (hay también distintos tipos de gastritis aguda y crónica, pudiendo algunas provocar también sangrado). Al igual que en una úlcera, cuando el sangrado se evidencia se puede aplicar una sustancia que ayude a la coagulación.

- Las varices esofágicas son dilataciones de venas del esófago (puede suceder también en el estómago) que se forman en enfermedades crónicas del hígado. Hay distintos grados de varices esofágicas, con distinto riesgo de sangrado, por lo que cuando el riesgo es muy alto debe prevenirse el sangrado, bien con un tratamiento farmacológico o con técnicas endoscópicas. Si el sangrado es activo, se aplica una sustancia que ayude a coagular.

- Pueden encontrarse tumores tanto benignos como malignos (debido a su complejidad no se comentará más, será el médico en cada caso quien explicará la actitud al paciente). En cualquier caso, debe intentarse tomar una muestra para analizarla.

ENDOSCOPIA BAJA (RECTOCOLONOSCOPIA)

- Divertículos: Son dilataciones hacia fuera de la pared del colon, que pueden sangrar o se pueden infectar, pero lo más frecuente es que no den síntomas. Su sitio más frecuente es la última parte del colon.

- Pólipos: Una parte del tejido del aparato digestivo crece hacia dentro (imaginemos una seta). Pueden aparecer prácticamente en cualquier zona del aparato digestivo, pero lo más frecuente es que aparezcan en el colon. Se debe tomar una muestra con el endoscopio y analizarla, para ver de qué tipo de pólipo se trata y planificar su tratamiento y seguimiento (si es que lo precisa). Pocas veces provocan sangrado.

- Las hemorroides son venas del ano que se dilatan y pueden provocar molestias, desde picor a sangrado. Hay dos tipos de hemorroides, las internas y las externas (estas últimas son las que se ven sin necesidad de endoscopia). Una angiodisplasia son también venas dilatadas, que aparecen sobre todo en la primera parte del colon. Causan sangrado con frecuencia.

- Pueden encontrarse tumores tanto benignos como malignos (debido a su complejidad no se comentará más, será el médico en cada caso quien explicará la actitud al paciente). En cualquier caso, debe intentarse tomar una muestra para analizarla.

CÁPSULA ENDOSCÓPICA

- Al pasar por todo el tubo digestivo, puede encontrar las mismas lesiones que una endoscopia alta y baja y además las patologías de la segunda parte del intestino delgado: angiodisplasias, tumores...

COLANGIOPANCREATOGRAFÍA RETRÓGRADA ENDOSCÓPICA (CPRE)

Al realizar una CPRE para visualizar la vía biliar y pancreática se pueden encontrar cálculos tanto en una vía como en otra, que pueden provocar colangitis, pancreatitis... El endoscopio puede intentar abrir la desembocadura de las vías biliar y pancreática, para que caigan los cálculos y así poder solucionar el problema.

En la vía biliar pueden encontrarse tumores tanto benignos como malignos (debido a su complejidad no se comentará más, será el médico en cada caso quien explicará la actitud al paciente). En cualquier caso, debe intentarse tomar una muestra para analizarla.

BRONCOSCOPIA

• Cuando se realiza por hemoptisis (esputos con sangre), puede encontrarse una lesión sangrante, como una caverna tuberculosa, un tumor o bronquiectasias que pueden causar sangrado arterial. Si es así, se debe intentar solucionar en el mismo proceso, aplicando sustancias que ayuden a cortar el sangrado. Si no se soluciona y continúa el sangrado, se deben plantear otros procedimientos, como una arteriografía o incluso la cirugía.

• En una infección o en procesos inflamatorios puede encontrarse la mucosa respiratoria inflamada, con secreciones y mucosidad... Lo que procede en estos casos es recoger muestras para su análisis.

• Pueden encontrarse imágenes que sugieran un tumor, tanto benigno como maligno (debido a su complejidad no se comentará más, será el médico en cada caso quien explicará la actitud al paciente). En cualquier caso, debe intentarse tomar una muestra para analizarla.

CONTRAINDICACIONES Y EFECTOS ADVERSOS

Las complicaciones de la endoscopia son relativamente raras.

Aunque los endoscopios pueden lesionar o incluso perforar el tracto gastrointestinal o el aparato respiratorio, generalmente sólo causan irritación del revestimiento celular y una ligera pérdida de sangre.

Endoscopia alta (esófagogastroscopia)

Durante la misma el paciente puede presentar náuseas. Posteriormente se notará la garganta anestesiada por la medicación y puede tener dificultades para tragar.

También es posible que notar gases por el aire que se puso para ir abriendo el tubo digestivo. Estos efectos desaparecerán rápidamente.

Si se utilizan sedantes en la exploración, se debe evitar conducir hasta pasadas unas horas después de la exploración.

Son pocas las circunstancias que impiden su realización: la perforación de una víscera hueca o su sospecha, la negativa del paciente...

Si el paciente padece un problema cardíaco o respiratorio importante, con dificultad respiratoria, se valorará individualmente su realización, en función de las características del enfermo. Si se decide hacer la broncoscopia, es aconsejable administrar oxígeno por las fosas nasales..

Es una exploración con escasas complicaciones si el médico es experto en la exploración. Los posibles problemas que pueden aparecer son (estas complicaciones son muy raras pero pueden necesitar de un tratamiento urgente o de una operación):

- Lesiones producidas por el endoscopio (heridas) que pueden sangrar.
- Perforación del tubo digestivo (esófago y estómago).
- Reacciones a los medicamentos que se aplican.
- Ocasionar una aspiración pulmonar.

Endoscopia baja (rectocolonoscopia)

La colonoscopia suele ser bien tolerada si se estudia únicamente la porción inferior del colon, mientras que suele producir dolor si el examen abarca la totalidad del intestino grueso.

Se puede sentir sensación de hinchazón abdominal o algún retortijón los minutos siguientes a la colonoscopia. Estos síntomas desaparecen por lo general con la emisión de gases.

Al igual que en la endoscopia digestiva alta, son pocas las circunstancias que impiden su realización: la perforación de una víscera hueca o su sospecha, la negativa del paciente... Se debe de valorar de forma individual en el caso de infarto agudo de miocardio, insuficiencia respiratoria o edad avanzada.

La colonoscopia y la polipectomía son por lo general procedimientos muy seguros cuando se realizan por médicos con experiencia y cuando la sedación se controla con el personal y el equipo adecuados. Las complicaciones son poco frecuentes pero deben conocerse.

Una complicación posible pero muy infrecuente es la perforación, que incluso puede requerir una intervención quirúrgica.

La hemorragia es otra complicación que puede suceder después de una polipectomía aunque por lo general suele ser de carácter leve y cede espontáneamente (excepcionalmente requiere transfusión sanguínea o una operación).

Reacciones indeseables o alérgicas a determinados sedantes utilizados. Los más utilizados son fármacos ampliamente conocidos, seguros y con pocas complicaciones.

Cápsula endoscópica

Es una técnica prácticamente inocua, es decir, no tiene efectos secundarios ni contraindicaciones.

Colangiopancreatografía retrógrada endoscópica (CPRE)

Aunque es un tratamiento más sencillo y seguro que una operación quirúrgica, existen algunos riesgos.

Además de las posibles complicaciones descritas de la gastroscopia, tenemos que tener en cuenta que se puede producir:

- Reacciones alérgicas causadas por la inyección del contraste.
- Inflamación del páncreas (pancreatitis).
- Infección de los conductos biliares (colangitis).

Broncoscopia

Es normal toser con secreción sanguinolenta uno o dos días después.

Si el paciente padece un problema cardiaco o respiratorio importante, con dificultad respiratoria, se valorará individualmente su realización, en función de las características del enfermo. Si se decide hacer la broncoscopia, es aconsejable administrar oxígeno por las fosas nasales.

La broncoscopia es una herramienta diagnóstica segura y las complicaciones son poco frecuentes, pero pueden ocurrir (solo en muy raras ocasiones el paciente experimenta complicaciones más serias):

- Neumotórax: salida de aire del pulmón, situándose a su alrededor, en la pleura. Puede ocasionar colapso del pulmón (compresión).

- Hipoxemia (disminución de oxigeno en la sangre al introducirse por la vía respiratoria un obstáculo).

- Broncoespasmo o espasmo de la vía respiratoria causado por la irritación del endoscopio.

- Sangrado en sitio de la biopsia.

- Reacciones alérgicas a los medicamentos administrados.

- Ronquera por irritación de las cuerdas vocales.

| Entienda a su médico

PASOS DURANTE LA PREPARACIÓN DE UNA EDOSCOPIA

1) DIETA

No comer patatas, verduras ni frutas desde 48 horas antes de la exploración.

La noche anterior, sólo tomar líquidos.

El día de la exploración se puede desayunar té o café azucarados.

2) SOLUCIÓN EVACUANTE BOHM

El preparado tiene ligero sabor salino. Si se tolera mal, pueden distanciarse las tomas. En casos especiales, puede administrarse por sonda.

Si la cita es para la mañana siguiente comenzar a las 9 de la tarde del día anterior.

Si la cita es para la tarde comenzar a las 9 de la mañana del mismo día.

Preparar la solución en el vaso dosificador que acompaña al producto. Se prepara un sobre cada vez, añadiendo agua hasta la marca de 250 ml. Se agita hasta la completa disolución del polvo.

Beber la solución evacuante a razón de un sobre preparado cada 15-20 minutos.

Comenzarán las deposiciones entre 30-60 minutos del inicio de las tomas.

Si después de varios sobres las deposiciones son líquidas, claras y limpias se puede dejar de tomar el preparado. En caso contrario, se deben tomar todos los sobre que trae el envase.

3) ENEMAS

Si una vez terminada la solución las heces no son líquidas, claras y limpias, se pondrá un enema de agua templada, sin añadir nada al agua.

Se repetirá el enema cada 30 a 60 minutos hasta que se expulse agua limpia.

SABÍA USTED QUE...

- La medicina progresa continuamente. Hace años parecía imposible que con una tubo o una goma se pudiera revisar y ver el tubo digestivo (como ya se ha visto, actualmente se hace con tan solo una cápsula). Las técnicas endoscópicas han mejorado tanto que pueden valer también para diagnosticar lesiones que no son visibles desde el interior del tubo digestivo. Esto se hace con la ecoendoscopia. El endoscopio lleva incorporado un pequeño ecógrafo que permite hacer una ecografía del tubo que se explora y de esta manera se pueden diagnosticar lesiones de la pared.

- La palabra endoscopia se divide en endo (dentro) y copia (ver, copiar). Es evidente que lo que significa es que vemos (y copiamos) lo que hay dentro. Las técnicas «cópicas», que ven y copian lo que hay en una parte del cuerpo, se han extendido a todos lo ámbitos de la medicina, ya que dan una gran información sin necesidad de abrir el órgano. Tal es el caso de la artroscopia (para ver e intervenir una articulación), laparoscopia (igual pero en el abdomen), toracoscopia (en el tótax)... La diferencia con las técnicas endoscópicas que hemos comentado en este capítulo es que en el tubo digestivo y en el aparato respiratorio hay orificios naturales por donde introducir el endoscopio, mientras que en el tórax o en una articulación no, por lo que se debe de crear el orificio (debe realizarse una incisura por donde introducir el instrumento, por lo que son técnicas algo más agresivas).

- ¿Qué son los pólipos? Los pólipos son crecimientos anormales de la capa interior que recubre el intestino grueso. La inmensa mayoría de los pólipos son benignos, es decir, no son cancerosos, pero es muy conveniente extirparlos y analizarlos para estar seguros, si ello es posible. La extirpación de los pólipos de colon con riesgo cancerígeno es una forma muy eficaz de prevenir en la aparición de cáncer de colon. Los pólipos son extirpados mediante una técnica que se denomina polipectomía. El médico pasa un instrumento denominado asa de polipectomía a través del colonoscopio y atrapa el pólipo, lo constriñe suavemente, aplica corriente de electrocoagulación y acaba extirpando. No se siente dolor durante el procedimiento.

CUESTIONARIO

1. **Las melenas son:**
   a) Heces con pelos.
   b) Abundante vello en el ano.
   c) Heces negras consecuencia de un sangrado digestivo alto.
   d) Vómitos sanguinolentos.

2. **Las hemorroides son:**
   a) Venas del ano dilatadas.
   b) Arterias del ano dilatadas.
   c) Mucosa anal hipertrofiada.
   d) Venas dilatadas en cualquier parte del cuerpo.

3. **La colangiopancreatografía retrógrada endoscópica o CPRE es una técnica endoscópica que consiste en:**
   a) Realizar una endoscopia alta hasta llegar al yeyuno, donde desemboca la vía biliar.
   b) Realizar una colonoscopia con anestesia.
   c) Realizar una gastroscopia con anestesia.
   d) Realizar una endoscopia alta hasta llegar al duodeno, donde desemboca el páncreas y la vía biliar de forma común.

4. **La cápsula endoscópica:**
   a) Se administra por el ano para revisar el colon sin dolor.
   b) Se administra por la boca para revisar todo el tubo digestivo.
   c) Es una pastilla para disminuir el dolor cuando se realiza una colonoscopia.
   d) Es una pastilla para disminuir el dolor cuando se realiza una gastroscopia.

5. **¿Qué es falso respecto a la colonoscopia?**
   a) La preparación del colon para realizar una colonoscopia y/o polipectomía debe ser muy buena. Un colon mal preparado no podrá ser explorado adecuadamente, siendo motivo de

errores diagnósticos y de molestias para el paciente, por las repeticiones de exploraciones que provoca.
b) Tras una colonoscopia es normal presentar sensación de hinchazón en el abdomen y retortijones.
c) Las complicaciones son muy infrecuentes, como un pequeño riesgo de hemorragia resultado de la extirpación de un pólipo (en un pequeño porcentaje de pacientes aunque el procedimiento se haya realizado correctamente).
d) Si hay rectorragia (sangre por el recto) no se debe realizar la colonoscopia.

6. ¿Qué es falso respecto a la endoscopia alta?
a) En la endoscopia oral el estómago debe estar completamente vacío. Los alimentos que pueda haber en el estómago pueden obstaculizar la visión o ser vomitados durante la prueba. Antes de realizar la exploración el paciente debe permanecer en ayunas al menos 6 horas. De forma excepcional y sólo en casos de extrema urgencia se puede realizar sin estar en ayunas.
b) La exploración no precisa hospitalización, excepto en los casos de endoscopia terapéutica como es la esclerosis de varices de varices, polipectomía, dilatación de estenosis...
c) El paciente deber de estar en ayunas al menos 16 horas antes de la exploración. El estar tranquilo y relajado antes de la prueba favorece la realización de la misma.
d) Tras aplicar anestesia local en la garganta con un spray, similar a la que utilizan los dentistas, el explorador introduce el endoscopio directamente en la boca iniciándose así la exploración. Una vez concluida la endoscopia alta la recuperación es inmediata, quedando únicamente con molestias en la zona de la garganta.

PRUEBAS DE ALERGIA

FUNDAMENTO TEÓRICO

La alergia es la única enfermedad (o mejor, grupo de enfermedades) que se va a tratar de una forma especial. Esto se debe a que es una enfermedad muy frecuente y además porque las pruebas que se realizan para su diagnóstico son muy especiales, alguna de ellas no carentes de riesgos.

El organismo de una persona con enfermedad alérgica identifica ciertas sustancias, llamadas alérgenos, como dañinas. Estas sustancias, inofensivas para la mayoría de la gente, desencadenan las reacciones alérgicas, que en definitiva son el resultado de una mala utilización del sistema inmunológico o de defensa (del que ya se ha hablado en otros capítulos), sobre el que, como resulta evidente, no tenemos control.

Los síntomas de la enfermedad alérgica son por tanto el resultado de una serie de sucesos que se producen en el sistema inmunológico, de manera que se inician unos cambios celulares y bioquímicos en los que los protagonistas finales son la inmunoglobulina E o IgE y la histamina.

Este capítulo se va a dedicar casi por entero a las pruebas cutáneas, ya que son las que se realizan con mayor frecuencia y, además, tienen mayor utilidad. A continuación se describen las sustancias que producen alergia con mayor frecuencia

Del aire respirado

- Polvo: partículas de la ropa, frisas, sábanas, libros, peluches, mascotas, insectos, caspa humana...

- Ácaros: microorganismos de la familia de los arácnidos que viven en las almohadas, el suelo...

• Insectos: cucarachas, hormigas, moscas... (por el polvo que forman cuando mueren y se desintegran).

• Hongos: crecen en lugares húmedos y producen partículas microscópicas (esporas) que flotan y son inhaladas.

• Caspa animal: excremento del murciélago (produce una alergia muy grave).

• Polen de las plantas: de yerbas, hierbajos y árboles (muy propenso a producir alergia porque es fácilmente transportado por el aire).

Alimentos

Mariscos, fresas, chocolate, tomate, mostaza... (ver tabla más adelante).

Medicamentos

Cualquiera, aunque algunos producen alergia con mayor frecuencia, como los antibióticos (especialmente la penicilina y sus derivados), la aspirina...

Agentes infecciosos

- Bacterias.
- Virus.
- Hongos.
- Parásitos.

Sustancias que contactan con la piel

Un elevado número de sustancias pueden producir este tipo de alergia de contacto: cosméticos, productos industriales...

PRINCIPALES INDICACIONES

Ante la sospecha de una alergia deben realizarse las pruebas pertinentes. La dificultad principal estriba por tanto en realizar de manera adecuada la sospecha clínica.

Las formas más comunes de presentarse la alergia son:

• Rinitis (inflamación e irritación de la vía aérea superior). Si además se afectan los ojos será una rinoconjuntivitis.

• Asma (estrechamiento agudo de las vías aéreas).

• Lesiones cutáneas de origen alérgico (urticaria con prurito o picazón, foliculitis, dermatitis descamativa o seborreica, irritación en la cara o labios, dermatitis de cuello y dorso...).

Por supuesto no toda persona que presente alguna de estos síntomas debe someterse a las pruebas alérgicas, ya que las causas pueden ser otras muy distinta: rinitis vírica o bacteriana, asma intrínseco (sin relación con la alergia), lesiones cutáneas de múltiples orígenes...

Hay además una serie de presentaciones menos frecuentes y por tanto más difíciles de diagnosticar, como la alergia alimentaria que puede cursar con síntomas digestivos (vómitos, diarrea crónica, irritación o prurito anal...).

En casos muy excepcionales, un paciente muy sensibilizado frente a un determinado alergeno puede presentar una reacción generalizada grave que se expresa como urticaria, asma o afectación de otros sistemas (produciendo bajada de la tensión arterial...). Este cuadro se conoce como anafilaxia.

Manifestaciones clínicas de la anafilaxia:

CUTÁNEAS

- Eritema (piel rojiza).
- Urticaria.
- Angioedema.
- Prurito (picor).

RESPIRATORIAS

- Asma (se oyen sibilancias o pitos).
- Pérdida de la voz.
- Estridor (ruido ronco producido por el estrechamineto de la laringe).
- Tos.

CARDIOVASCULARES

- Taquicardia.
- Hipotensión.

GASTROINTESTINALES

- Dolor abdominal.
- Vómitos.
- Diarrea.
- Contracciones en el útero.

NEUROLÓGICAS

- Desorientación.
- Confusión.
- Pérdida de memoria.

MÉTODO

Para la realización de estas pruebas no es necesario acudir en ayunas.

Sí es necesario que los pacientes se abstengan de la toma de fármacos antihistamínicos unos días antes de su realización. El alergólogo indicará, según el tipo de antihistamínico y sus síntomas, el momento en el que se deberá reiniciar la medicación.

Pruebas cutáneas (intradérmicas)

Para determinar qué sustancia está causando la alergia se realizan unas pruebas en la superficie de la piel con unos extractos de las sustancias que se sospecha por los datos de la historia clínica que pueden estar causando la alergia. Las pruebas se realizan en la cara anterior del antebrazo (también se pueden realizar en otros sitios, como en la espalda). Tras limpiar la zona, se coloca una gota del extracto y con una lanceta se atraviesa la gota y se realiza una pequeña escarificación o rasguño en el antebrazo. Esta técnica se conoce con el nombre de *prick test*.

Alimentos alergénicos (capaces de producir alergia)

ALIMENTO	COMENTARIO
Huevo	Es la causa de alergia por alimentos más frecuente en el mundo
Leche de vaca	Es la causa de alergia por alimentos más frecuente en la infancia
Crustáceos	Se produce sobre todo en niños
Carnes	Es muy rara la alergia a la carne
Frutos secos	Es frecuente, sobre todo a la almendra
Leguminosas	Es frecuente por su alto contenido en proteínas
Hortalizas	Poco frecuente
Frutas	Es frecuente (melocotón, manzana...)
Especias	Poco frecuente
Pescados	Es frecuente. Especialmente conocida la alergia al bacalao. En el pescado crudo (boquerones en vinagre, comida japonesa...), en ocasiones parasita un microorganismo, el anisakis, que produce alergia con frecuencia
Cereales	Es frecuente, tanto al fruto como al polvo. Son gramíneas

Si se es alérgico frente a alguna de las sustancias que se están probando, se producirá una reacción en la piel (en el sitio en donde se ha realizado la prueba).

Pruebas de parches

Las pruebas de parche están destinadas a detectar alergias o reacciones de contacto. Para ello se rasura la piel en la zona costal y se aplican pequeñas cantidades de alergenos de contacto no irritantes disueltos en vaselina, en áreas demarcadas o celdillas, se venda el tórax 24-48 horas y se evalúan los resultados cada 24 horas.

Pruebas sanguíneas

La presencia de alteraciones en la piel en las zonas en las que se realizan las pruebas hace que no sean valorables los resultados, optándose en estos casos por la realización de pruebas en la sangre. Determinan la presencia de anticuerpos IgE específicos (RAST) frente a los alergenos que se están estudiando, como posibles factores desencadenantes de los síntomas.

INTERPRETACIÓN

Los resultados se valoran a los 15 minutos de la administración de los extractos. La aparición de hinchazón o de un habón sólo ocurrirá en los puntos donde la pequeña cantidad de alergeno al cual se reacciona ha sido rasguñado en la piel. De este modo, si se es alérgico al polen de gramíneas pero no al gato, a los 15 minutos de haber realizado la prueba, el punto donde se rasguñó el alergeno de gramíneas se hinchará y picará un poco, formando una roncha pequeña de aproximadamente 1,5 cm de diámetro y no en el punto donde se rasguñó el alérgeno del gato (ahí la piel permanecerá normal).

Para valorar estas pruebas se necesitan dos controles, uno positivo y otro negativo.

- El control positivo se realiza con una gota de histamina y permite valorar el grado de reactividad del paciente frente a la histamina. La histamina es uno de los mediadores de la inflamación que se libera inicialmente en el transcurso de una reacción alérgica y causa enrojecimiento, picor e hinchazón en la piel.

- El control negativo se realiza generalmente con una gota de suero fisiológico y esto permite valorar si el paciente reacciona de forma exagerada frente a un pequeño traumatismo, como un pequeño rasguño con la lanceta.

La interpretación de las pruebas realizadas con los alergenos que se sospechan como causantes de sus molestias se valorarán teniendo en cuenta los resultados de estos controles.

Hay factores que peden influir en la reacción producida por los alergenos, como:

- Toma reciente de medicación como los antihistamínicos, que inhiben las pruebas.
- Incremento de la reactividad cutánea frente a pequeños estímulos como el rascado de la piel, lo que daría lugar a una respuesta cutánea más intensa.

Una vez que se identifican los factores desencadenantes de la alergia, el médico establecerá un programa para su tratamiento, que por supuesto incluirá como primer paso minimizar el tiempo de exposición a los alergenos implicados. Cuando esto resulta difícil o es imposible, las vacunas de alergenos son la opción más conservadora y natural de tratamiento.

CONTRAINDICACIONES Y EFECTOS SECUNDARIOS

La más temida es la anafilaxia (reacción alérgica grave). El riesgo es mínimo, ya que la cantidad de alérgeno a la que se expone en estas pruebas es pequeña. Para evitar la anafilaxia, las pruebas de la alergia se deben realizar en un ámbito sanitario que reúna los recursos materiales y humanos necesarios para atender este tipo de complicaciones, bajo la indicación y supervisión de un médico alergólogo.

Sin llegar a la anafilaxia, también pueden reproducirse otras manifestaciones de la alergia (asma, reacciones cutáneas generalizadas...).

SABÍA USTED QUE...

- Con todos los alergenos que pueden producir reacciones alérgicas, ¿cómo se realiza la selección de alergenos? Se efectúa en base al área geográfica en la que se vive y del medio ambiente.
- En ocasiones puede producirse una reacción cutánea notable aún frente a la solución salina o al raspado de la piel (en forma de líneas o áreas elevadas enrojecidas). Este fenómeno se denomina dermatografismo y no tiene base alérgica, pero hace que los resultados de la prueba no se puedan interpretar correctamente.
- ¿Cómo se realizan las pruebas alérgicas en los animales? Las pruebas se pueden hacer sin sedación ni anestesia (en algunos casos es necesario recurrir a sedantes solos o combinados con anestésicos para permitir que la prueba se efectúe en un solo tiempo y no se produzcan demoras entre la inyección y le lectura de resultados). Se necesita rasurar el pelo sobre el área de las costillas (lateral), en una superficie equivalente a la de una fotografía mediana (15X18 cm). En los caballos la prueba se realiza en la tabla del cuello. La prueba se puede interpretar a los 5 minutos y se lee por última vez a los 20-30 minutos.
- ¿En qué consiste la vacunación en la alergia? En la inyección de cantidades crecientes de alergenos que fueron seleccionados en base a las pruebas. Estas aplicaciones se pueden aplicar cada 48 horas o en una solución de depósito semanal que permite la liberación gradual de antígeno. La concentración de las vacunas se incrementa a medida que avanza el tratamiento. Para poder evaluar si ha habido un cambio positivo se debe esperar al menos 9-12 meses. Si el resultado es favorable, puede continuarse con inyecciones de mantenimiento. La vacunación no debe incluir más de 10 alergenos en la misma fórmula (fórmulas con 20 o más alergenos diferentes no son aconsejables, pues el antígeno está sumamente diluido y a veces hay agrupaciones de sustancias incompatibles entre sí). La meta del tratamiento con alergenos es obtener un período de tiempo libre de síntomas lo más prolongado posible. Muchas veces la terapia con vacunas no logrará una eficacia total, pero podrá reducir de forma significativa la cantidad y frecuencia de la medicación.

CUESTIONARIO

1. **Respecto a la alergia, señale lo que no es cierto:**
   a) Las pruebas cutáneas son generalmente realizadas por enfermeras especializadas en la consulta de alergia, bajo la indicación y supervisión de un especialista en alergia.
   b) Las manifestaciones clínicas de las alergias a los alimentos pueden ser muy variables y confundirse con las de otras enfermedades.
   c) El método ideal de manejo de las alergias es la erradicación de los alergenos o antígenos del medio ambiente.
   d) La principal inmuniglobulina implicada es la IgG.

2. **Respecto a las pruebas cutáneas de la alergia, señale lo que no es cierto:**
   a) Hay un riesgo alto de que se produzcan reacciones anafilácticas.
   b) Consisten en la inyección de una cantidad pequeña de una dilución estandarizada del alergeno o antígeno por vía intradérmica.
   c) Para poder evaluar las reacciones como positivas o negativas se inyecta también una dilución de histamina, que produce una roncha instantánea (control positivo).
   d) El control negativo se realiza con una inyección de solución salina que no genera roncha.

3. **Respecto a las pruebas sanguíneas:**
   a) La presencia de alteraciones en la piel en las zonas en las que se realizan las pruebas no interfiere con los resultados, por lo que carecen realmente de utilidad las pruebas sanguíneas.
   b) La presencia de alteraciones en la piel en las zonas en las que se realizan las pruebas interfiere con los resultados, optándose en estos casos por la realización de pruebas en la sangre.

c) Determinan la presencia de anticuerpos IgG específicos frente a los alergenos que se están estudiando, como posibles factores desencadenantes de los síntomas.
d) Determinan la presencia de anticuerpos IgA específicos frente a los alergenos que se están estudiando, como posibles factores desencadenantes de los síntomas.

4. **Los protagonistas finales en la reacción bioquímica / celular producida durante la alergia son:**
   a) La inmunoglobulina D o IgD.
   b) La inmunoglobulina G o IgG y la histaminina.
   c) La inmunoglobulina E o IgE y la histamina.
   d) La alerginina y la picorina.

NEUROFISIOLOGÍA

FUNDAMENTO TEÓRICO

La neurofisiología es una especialidad medica que trata de estudiar las alteraciones del sistema nervioso central (encéfalo y médula espinal), periférico (nervios y órganos de los sentidos) y autonómico (vegetativo) y de los músculos a partir de sus manifestaciones eléctricas. La neurofisiología tiene sobre toso un uso diagnóstico, pero también puede evaluar el pronóstico de determinadas enfermedades.

Los principales estudios que se realizan son (los más desarrollados hasta ahora y por tanto los que tiene indicaciones más claras):

- Electroencefalografía (EEG).
- Electromiografía (EMG).
- Potenciales evocados.
- Estudios del sueño (polisomnografía).
- Estimulación magnética.
- Reflexología.
- Estudio del sistema nervioso vegetativo.

En la tabla de la página siguiente figuran las principales pruebas que se realizan en neurofisiología.

PRINCIPALES INDICACIONES

Electroencefalografía (EEG)

El electroencefalograma es una técnica que permite estudiar la actividad cerebral. Por tanto, la utilizamos para conocer mejor el diagnóstico y la localización de determinadas enfermedades cerebrales, especialmente de la epilepsia, que es precisamente una enfermedad caracterizada por una alteración en la producción y conducción la actividad eléctrica del cerebro. Por tanto, ante la sospecha de epilepsia debe realizarse, así como durante su seguimiento en determinadas circunstancias.

Electromiografía (EMG)

Consiste en el registro y análisis de la actividad eléctrica generada en los nervios y en los músculos mediante la utilización de electrodos de superficie o agujas (es lo que se utiliza casi siempre).

El electromiograma (EMG) y el electroneurograma (ENG) son diferentes aspectos de la misma exploración y en función de la enfermedad que se sospeche, se realizan unas pruebas u otras.

- El electromiograma se utiliza para el diagnóstico de patologías que afectan al sistema nervioso periférico, los nervios que salen de la médula espinal, y a los músculos de las extremidades (a donde llegan los nervios).

- Para estudiar el nervio en sí mismo se hace un electroneurograma, que ya no medirá la actividad eléctrica en el nervio.

Estas técnicas estudian los nervios periféricos y el músculo y, por lo tanto, sirven para el diagnóstico de enfermedades que cursan con pérdida de fuerza, con debilidad o con pérdida de masa muscular (en un área concreta o de forma generalizada). Las enfermedades en las que son útiles con más frecuencia son: síndrome del túnel del carpo, polineuropatía diabética o de otro origen, radiculopatías, miastenia gravis, esclerosis lateral amiotrofica, miopatías...

Además de ayudar al diagnóstico, contribuyen en el control evolutivo de las enfermedades ya diagnosticadas, como es el caso de lesiones traumáticas sobre los nervios, la diabetes...

Los potenciales evocados son la respuesta que provocan (evocan) en diversas partes del sistema nervioso determinados

Neurofisiología

SISTEMA NERVIOSO CENTRAL

Electroencefalograma convencional.

Electroencefalograma durante sueño y siesta.

Electroencefalograma cuantificado y su representación cartográfica (*Mapping*).

Potenciales evocados auditivos, visuales y somatosensoriales.

Electrorretinograma.

Potenciales evocados cognitivos: P300 y N400.

Reflexología: reflejo de parpadeo, reflejo mentoniano, período silente...

Monitorización neurofisiológica en intervenciones quirúrgicas.

Polisomnografía nocturna y diurna.

Test de latencias múltiples.

Estudio neurofisiológico para diagnóstico de muerte cerebral.

SISTEMA NERVIOSO PERIFÉRICO Y ACTIVIDAD MUSCULAR

Electromiografía (EMG).

Electroneurografía.

Ondas tardías (onda F, Potencial H).

EMG de fibra aislada (Jitter).

Estimulación repetitiva.

Conducción motora central mediante estimulación magnética.

estímulos provocados al sujeto explorado. Ésta respuesta queda registrada.

Se usan para explorar especialmente el nervio óptico (potenciales evocados visuales) y el nervio auditivo (potenciales evocados auditivos), aunque también pueden explorar el resto del sistema nervioso, tanto en su función sensitiva (potenciales evocados somatosensoriales) como en su función motora (potenciales evocados motores).

> Entienda a su médico

Según el tipo de estímulo

POTENCIALES RELACIONADOS CON EVENTOS (ERP)

- Potenciales evocados visuales:
  - Flash.
  - Pattern.
- Potenciales evocados auditivos:
  - Click.
  - Tonal.
- Potenciales evocados somatosensoriales:
  - Tronculares.
  - Dermatomicos.
- Potenciales evocados motores:
  - Por estimulación eléctrica.
  - Por estimulación magnética.
- Potenciales evocados cognitivos P300.

VARIACIÓN CONTINGENTE NEGATIVA (VCN)

'MISMATCH NEGATIVITY' (MMN)

ESTUDIOS DEL SUEÑO (POLISOMNOGRAFÍA)

Es una prueba médica destinada a describir la estructura del sueño de los pacientes. Su finalidad es por tanto diagnosticar anomalías del sueño que pueden ser responsables, directa o indirectamente, de problemas del sueño en sí mismo y de complicaciones diurnas. Existen distintos tipos de estudios según la alteración del sueño que se busca, la más importante la polisomnografía.

La polisomnografía es una prueba de complejo método y análisis, ya que consiste en el registro simultáneo durante el sueño del electroencefalograma, electrocardiograma, electrooculograma, electromiograma de los músculos del mentón, cervicales y eventualmente del diafragma (para evaluar tono muscular y los movimientos respiratorios), electromiograma de los miembros, registro de los movimientos respiratorios del tórax y el abdominen, registro del flujo aéreo respiratorio nasal y bucal, oximetría (medida de la saturación de oxígeno en la sangre capilar a través de un oxímetro de pulso) y sensores de movimiento y posición del paciente. Pueden agregarse además otras variables según el caso.

De esta manera, se detectan la presencia de fenómenos anormales como pueden ser apneas (paradas de respiración), movimientos anormales, sonambulismo... Conoceremos también la distribución de las fases del sueño 1, 2, 3, 4 y REM, su duración y la presencia de peculiaridades.

Las principales indicaciones de la polisomnografía son:

- Gran parte de los trastornos del sueño (insomnio, hipersomnia diurna, sueño fragmentado...).

- En general, los pacientes que roncan mucho con excesiva somnolencia diurna (sospecha de síndrome de apnea obstructiva del sueño o SAOS).

ESTIMULACIÓN MAGNÉTICA

En la estimulación magnética transcraneana (EMTr) se produce una estimulación cerebral mediante la aplicación de un campo magnético oscilante, de forma no invasiva e indolora.

El campo magnético genera en el cerebro una corriente inducida, permitiendo la estimulación cerebral de forma focalizada. Dependiendo de que frecuencia se utilice, se aumenta o disminuye la actividad del área cerebral seleccionada, permitiendo de esta forma su utilización terapéutica (se lleva la excitabilidad del cerebro a un punto de equilibrio). El área de aplicación es casi siempre el lóbulo frontal (área prefrontal dorso lateral izquierda o derecha, según la patología).

Su uso es por tanto sobre todo terapéutico, principalmente en el campo de la psiquiatría (sobre todo en los trastornos depresivos, incluyendo aquellos resistentes a otros tipos de tratamiento). Existe la posibilidad de usarla como terapia de mantenimiento, previniendo que los episodios recurran.

MÉTODO

Electroencefalografía (EEG)

Para llevar a cabo la exploración, se prepara al paciente con material estéril. Tras aplicar un gel conductor, se «rasca» la piel para favorecer el registro de la actividad cerebral (es conveniente llevar el pelo limpio).

Durante la exploración, el paciente debe respirar rápida y profundamente durante unos pocos minutos. En otras ocasiones se realizan maniobras como el masaje del seno carotídeo (en el cuello), compresión de globos oculares o aplicación de estímulos de tipo luminoso intermitentemente. Estas maniobras se realizan para estudiar las variaciones que producen en la actividad cerebral ante estos estímulos.

Electromiografia (EMG)

Tanto la electroneurografía como la electromiografía se realizan sin preparación previa. El paciente no tiene que estar en ayunas (de hechos, es preferible que no lo esté). La duración del estudio es aproximadamente de media hora, variando según los músculos y nervios que sea necesario explorar.

El paciente debe sentarse o tumbarse cómodamente, facilitando con la postura adecuada que el médico pueda acceder a la exploración de los nervios y músculos que correspondan.

El electromiograma mide la velocidad de propagación de los estímulos eléctricos que el médico provoca. Se colocará un estimulador eléctrico sobre distintos nervios, habitualmente de los miembros (a veces también de la cara o el cuello) y el equipo mide las respuestas.

Potenciales evocados

No se requiere ninguna preparación previa.

Según la zona que se explora, se colocarán unos electrodos para la estimulación y recoger la respuesta.

Estudios del sueño (polisomnografía)

Se realiza con el paciente ingresado en el hospital o en una unidad de sueño acreditada. El registro se lleva a cabo durante una noche y es conveniente llevar el pelo limpio. Los electrodos se colocan por la tarde o a primera hora de la noche y se registra el sueño lo más natural posible. A pesar de los cables, suele conseguirse el sueño suficiente para tener idea de su estructura y de si hay fenómenos anormales.

Hay sistemas de registro en papel, pero ya se han sustituido por sistemas más modernos de registro en cinta o en ordenador. En pantalla se revisan los sucesos del sueño, se ven las apneas u otros fenómenos. Hay que revisar las 8-10 horas de sueño.

Hay estudios de distintos tipos, ya que unos pueden ir dirigidos únicamente a registrar electroencefalografía durante una noche, mientras que otros, la polisomnografía habitual, registra el máximo posible de valores corporales durante el sueño, incluyendo además de electroencefalografía, movimiento de los ojos, movimientos respiratorios, saturación de oxígeno, flujo nasal o movimientos de las piernas como mínimo. La pulsioximetría mide únicamente el pulso y la saturación de oxígeno durante la noche, por lo que sirve como método sencillo para descartar la presencia de apneas del sueño o bien para controlar la eficacia del tratamiento en pacientes ya diagnosticados. A veces se registra la imagen en vídeo, la temperatura, presión esofágica o el ph esofágico. Para estudiar el sueño, es preciso por lo tanto colocar electrodos que miden actividad eléctrica cerebral y otro tipo de sensores que van a valorar el resto de parámetros que se quiere registrar. Según el tipo de estudio que sea preciso realizar, se colocarán más o menos electrodos.

Otro tipo de estudio del sueño es el test de latencias múltiples. Consiste en el estudio de la latencia de entrada en sueño y de entrada en fase REM. Para ello se hace dormir al paciente en 5 siestas separadas 2 horas durante un día. Con esta prueba se puede conocer si existe o no hipersomnolencia patológica y si se trata de una enfermedad específica como la narcolepsia.

Los electrodos se colocan a primera hora de la mañana y suele bastar con colocar los del encefalograma, electrooculograma y EMG en mentón y pierna. Puede realizarse en una habitación del hospital o en un área especial de una unidad de sueño.

Hay otro tipo de estudio del sueño que consiste en valorar el movimiento, generalmente del brazo, durante varios días. Se denomina actigrafía. Sirve para dar una idea indirecta de la estructura del sueño en pacientes con problemas de sueño, por ciclos de menos o más de 24 horas. Aquí el único sensor es un velocímetro colocado a modo de reloj, que se lleva durante 4-10 días. Se debe tener cuidado con no golpearlo o introducirlo en el agua.

Estimulación magnética

El paciente se sienta en un sillón reclinable con los ojos cerrados y en silencio. No hay necesidad de suspender la medicación habitual.

La estimulación se producirá durante 15 a 20 o 30 minutos (a través de una bobina sobre el cuero cabelludo que emite los pulsos magnéticos, que pasarán a través de los huesos de cráneo).

Las sesiones se realizan durante 2, 4 o más semanas, según el caso.

INTERPRETACIÓN

Electroencefalografía (EEG)

Lo más importante es saber si la prueba ha servido para diagnosticar una epilepsia. En muchos casos también da una idea de la intensidad de la lesión (importante para el pronóstico), pudiendo así orientar al médico sobre el tratamiento.

Electromiografía (EMG)

Es muy útil para localizar el área nerviosa o muscular lesionada, concretando si se trata de un problema de una región concreta (mano, brazo, pierna...) o si es más difuso.

Orienta también hacia si la lesión es muscular o nerviosa (bien de la médula, de la raíz nerviosa o del propio nervio).

Potenciales evocados

Los estímulos provocan una respuesta que sigue distintos patrones, normales o no. Su interpretación también variará en función de la parte del sistema nervioso explorada.

El número de enfermedades para los que pueden ser útiles los potenciales evocados son numerosas, aunque hay que destacar las enfermedades desmielinizantes (como la esclerosis múltiple), que tienen un patrón determinado en el potencial evocado, o las patologías de los nervios ópticos o visuales.

Estudios del sueño (polisomnografía)

La polisomnografía corrobora y clasifica el tipo y gravedad del insomnio, ya que indicará si existe una dificultad para conciliar el sueño o bien para mantenerlo, si existen despertares nocturnos o un despertar precoz matutino... Para cada una de estas posibilidades el tratamiento va a ser distinto.

El test de latencias se usa en los casos de excesiva somnolencia diurna para comprobar la latencia de entrada en sueño y en fase REM y poder así diagnosticar la narcolepsia.

Estimulación magnética

El efecto de la estimulación magnética es variable. La respuesta suele durar varios meses y las recaídas son posibles (en función de estos dos factores se planificarán las sesiones).

PRINCIPALES CONTRAINDICACIONES Y EFECTOS SECUNDARIOS

Electroencefalografía (EEG)

Los riesgos son prácticamente inexistentes, pero se debe tener especial precaución en los siguientes casos:

- Enfermedades cardiovasculares graves (insuficiencia cardiaca grave, enfermedades coronarias...).
- Hemorragia intracraneal.
- Estados de inmunodeficiencia (sida, extirpación del bazo, diabéticos, trastornos de la inmunidad...).
- Alergia al material de los electrodos.
- Epilepsia sensible a estímulos luminosos intermitentes (en estos casos se debe evitar dar estímulos luminosos).

En estas situaciones, la prueba no está absolutamente contraindicada, pero en algunos casos se han descrito, complicaciones como hemorragias, infecciones cutáneas, erosiones en la piel, crisis convulsivas, empeoramiento de la insuficiencia cardíaca, síncopes... que también son posibles aunque muy poco frecuentes en personas aparentemente sanas.

Electromiografía (EMG)

El paciente siente las descargas como «calambrazos». El primero es más molesto, pero los siguientes ya son mejor aceptados, aunque algunos pacientes pueden sentirse incómodos.

Para la electromiografía es inevitable el pinchazo con la aguja del electrodo. Son agujas muy finas, pero aun así muchas veces es inevitable la incomodidad y a veces el dolor. Las complicaciones son muy raras, pero es posible tanto el sangrado (suele ser muy pequeño, exterior, pero a veces pueden producirse hematomas internos), como la infección local (si se arrastran bacterias de la piel). Ocasionalmente, especialmente en la musculatura alrededor del ojo, puede aparecer un pequeño hematoma las primeras 24 horas, sin importancia aunque sea visible. Por este motivo, se debe tomar precaución con los fármacos que alteran la coagulación sanguínea (aspirina, acenocumarol...), ya que pueden aumentar el riesgo de sangrado, aunque no contraindican la prueba. Conviene hacerlo saber al medico.

En la electroneurografía no es preciso el uso de agujas. Se reciben estímulos eléctricos con una intensidad suficiente para ser incómodos, pero no es dolorosa.

Potenciales evocados

Carece de efectos secundarios importantes o de contraindicaciones (al igual que en otros métodos diagnósticos ya comentados en este capítulo, puede haber alergia al material de los electrodos...).

Estudios del sueño (polisomnografía)

Sus efectos secundarios o contraindicaciones son similares a las del EEG, es decir, prácticamente ninguno.

Se debe comunicar si se tiene alergia a alguno de los materiales que van a ser utilizados.

Algunos pacientes se angustian al verse con tantos cables y sin libertad de movimiento, pero es importante mantener la calma para que el registro sea adecuado. Muy pocas veces es preciso cancelar la prueba por este motivo.

Se recomienda que los pacientes tomen sus medicaciones habituales, incluso si toman sedantes ligeros, excepto en el caso de la sospecha diagnóstica de narcolepsia. En estos casos, hay que suprimir la medicación al menos una semana antes de la realización del test de latencias múltiples.

Estimulación magnética

No presenta efectos colaterales peligrosos (es totalmente inocuo a nivel celular y ultra estructural).

Durante la prueba se escucha un ruido (tipo «clic»), al pasar la corriente por el interior de la bobina.

La prueba es indolora, aunque algunos pacientes sienten molestias en los músculos del cráneo (la cefalea por este motivo ocurre aproximadamente en el 3 por 100 de los casos y es tratada con analgésicos comunes).

Puede haber una disminución muy transitoria de la audición (10 por 100 de los pacientes) inmediatamente recuperable o zumbidos leves. Se previenen mediante el uso de tapones protectores en el conducto auditivo externo (similares a los que se utilizan para natación).

Entienda a su médico

En el cuadro siguiente se detallan las contraindicaciones de esta prueba.

CONTRAINDICACIONES ABSOLUTAS	CONTRAINDICACIONES RELATIVAS
Marcapasos cardiaco	Insuficiencia cardiaca severa
Bombas de infusión medicamentosa	Antecedentes familiares o personales de epilepsia
Electrodos intracardiacos (disminuye la resistencia al paso de la corriente)	Pacientes que padecen de tumores cerebrales o algún indicio de aumento de la tensión intracraneal

SABÍA USTED QUE...

- ¿Cuáles son las causas principales de alteraciones en el sueño? Los estudios del sueño casi siempre se realizan ante la presencia de somnolencia exagerada durante el día. Aquí los estudios polisomnográficos van a ayudar al médico a conocer si existe un factor nocturno que influye en ese síntoma. Una de las enfermedades más importantes es la apnea (ausencia de respiración) obstructiva (por obstrucción al paso del aire) del sueño. Estos enfermos se quejan, de cansancio y somnolencia diurna. El síndrome de apnea del sueño es frecuente en pacientes de edad media, especialmente si son roncadores y padecen sobrepeso. Pueden tener complicaciones como hipertensión, problemas cardiacos o isquemia cerebral, por lo que es importante detectarlo pronto y tratarlo. En ocasiones, adelgazar es suficiente para mejorar la situación, pero muchas veces requieren el tratamiento con un dispositivo que introduce aire a presión por la nariz, denominado CPAP, que se le coloca a los enfermos durante la noche. Hay también técnica quirúrgicas que pueden solucionar el problema, ya que al quitar parte del paladar blando el aire entra mejor y no se producen la apneas. La enfermedad que da más somnolencia y en situaciones a veces increíbles e inapropiadas es la narcolepsia. En esta enfermedad es conveniente estudiar la noche y realizar el test de las siestas o test de latencias (ya visto). Existe tratamiento eficaz y la enfermedad en sí es muy invalidante. Otros trastornos del sueño más peculiares son los despertares, somniloquios, sonambulismo, bruxismo (movimientos de la mandíbula) o los terrores nocturnos. Las crisis epilépticas son más frecuentes durante el sueño y a veces es necesario estudiar el sueño para diagnosticarlas.

- ¿Qué es la epilepsia, esa enfermedad sobre la que tantos prejuicios hay? Es una enfermedad del cerebro causada por una estimulación anómala de las neuronas. Las crisis epilépticas pueden ser la manifestación de problemas muy variados (tumor cerebral, malformación, meningitis, conmoción cerebral, intoxicación o deprivación alcohólica...), pero habitualmente no la causa ninguna enfermedad grave, tratándose entonces de una epilepsia primaria. La epilepsia puede controlarse en la mayoría de las personas con los fármacos actualmente disponibles. La capacidad para trabajar depende de la frecuencia de las crisis. En las epilepsias bien controladas las personas pueden llevar a cabo cualquier actividad, aunque hay ciertas profesiones que no pueden realizar, como por ejemplo ser conductor profesional, piloto, militar o policía. Las personas con crisis frecuentes pueden tener problemas laborales derivados más de la reacción de los demás ante las crisis que al propio impedimento que suponen (diversos trabajos de investigación han demostrado que las personas con epilepsia tienen menos accidentes en el trabajo, faltan menos al mismo y son más «leales» a la empresa). Por último, ¿qué se debe hacer ante una crisis epiléptica convulsiva? Lo primero es actuar con calma y proteger de golpes al enfermo sin sujetarlo excesivamente (retirar los muebles u objetos de su alrededor, poner una almohada o ropa debajo de la cabeza...). Si se puede, se debe aflojar el cuello de la camisa y tras la crisis (casi siempre dura menos de cinco minutos) poner a la persona de medio lado. Hay que esperar a que se pase la crisis; no se debe poner nada en la boca para evitar que se muerda la lengua.

- Algunas recomendaciones para las personas con insomnio: Levantarse de la cama siempre a la misma hora, incluso los fines de semana. Al levantarse, encender luces o subir las persianas (informar al cerebro de que es hora de estar despierto). Es preferible repartir las comidas para que ninguna sea excesivamente copiosa. Si se padece insomnio, se deben evitar los estimulantes (café, té, bebidas de cola...) después de las tres de la tarde. Es recomendable realizar ejercicio físico moderado durante el día, pero no después de las nueve de la noche. También es recomendable el ejercicio intelectual. En cualquiera de los casos, actividades que no causen estrés (el objetivo es llegar cansado a la hora de dormir). No excederse en la cena en cuanto a cantidad, especialmente de líquidos, para evitar levantarse a orinar durante la noche. Acostarse siempre a la misma hora, calculando que se debe dormir unas 7 horas. Las horas más propicias para el sueño suelen ser las 11-12 de la noche. Ayuda crear rutinas antes de acostarse, que adelantan al cerebro la información de que nos preparamos a dormir (un baño caliente, música relajada, lectura, yoga...). A partir de la hora de dormir, no utilizar la cama para otras actividades (leer, escuchar la radio, ver la televisión, tertulias...), para que el cerebro asocie la cama con dormir. Eliminar cualquier causa que pueda despertarle (dependiendo del caso: una pareja roncadora, fuentes de luz, el calor o el frío, un reloj cerca...). Colocar el despertador en la misma habitación pero teniendo que levantarse para apagarlo. Tras acostarse, procurar mantener los ojos cerrados aunque no se duerma y no dar vueltas en la cama, buscando la postura más cómoda. Cuanto menos nos movemos, menos información bombardea el cerebro. Evitar pensar en la cama en los problemas cotidianos. (puede ser útil tener un papel a mano y apuntar todos esos problemas que nos vienen a la mente para abordarlos al día siguiente). Si tarda en dormirse, no se debe preocupar. Puede ser más importante estar descansando en cama que el propio hecho de dormir. No levantarse, a no ser que comience a encontrarse incómodo en la cama. En ese caso, levantarse a un sillón o a un asiento cómodo, con la menor luz ambiental posible y seguir descansando. Aunque es menos aconsejable, puede leer durante unos minutos. Al cabo de unos minutos, cuando se encuentre mejor, vuelva a la cama. Puede repetir esta operación las veces que necesite. No aprovechar bajo ningún concepto para realizar ninguna tarea ni para comer.

CUESTIONARIO

1. **¿Qué no es cierto respecto del electromiograma (EMG)?**
   a) Mediante esta prueba diagnóstica se pueden objetivar alteraciones funcionales en las raíces nerviosas, en los plexos y en los troncos nerviosos periféricos.
   b) Puede servir también para el estudio de la patología del músculo y de la unión neuromuscular.
   c) Permite conocer si la afectación es difusa o bien localizada y en este último caso, el lugar y grado de afectación.
   d) Su principal indicación es en la epilepsia.

2. **¿Qué es cierto respecto del electromiograma (EMG)?**
   a) No se suelen explorar los músculos y nervios de los miembros.
   b) Siempre se exploran los músculos y nervios de la cara, cuello y tronco.
   c) La electromiografía es una técnica agresiva, moderadamente invasiva, ya que supone introducir una aguja en varios músculos.
   d) Las agujas se introducen a través de los oídos.

3. **¿Qué no es cierto respecto de la polisomnografía?**
   a) No tiene ningún valor en el estudio de los enfermos con síndrome de apnea obstructiva del sueño.
   b) Para su realización se colocan unos sensores, no dolorosos, para medir las funciones corporales que van a ayudar a determinar cómo es el sueño y si hay fenómenos anormales.
   c) Según los síntomas y las enfermedades que se sospechen se usarán unos electrodos u otros (son indispensables el EEG, el flujo nasal y la saturación de oxígeno).
   d) Pueden colocarse sensores para medir funciones corporales como los movimientos de músculos de las piernas o brazos, los movimientos respiratorios, la posición

corporal, el electrocardiograma, el pulso, EMG de mentón, movimientos de los ojos...

4. ¿Qué es cierto respecto de la polisomnografía?
 a) Para la pulsioximetría (medida de la saturación del oxígeno sanguíneo) sólo es preciso colocar bien un sensor en un dedo.
 b) Como mucho se colocan 8 electrodos.
 c) Es un método diagnóstico muy simple de realizar e interpretar, así como prácticamente nada molesto.
 d) Como mucho se colocan 10 electrodos.

SOLUCIONES

ANÁLISIS DE SANGRE

1. b) Tiene la glucosa alta.
2. d) La disminución de hemoglobina en la sangre, que traduce la falta de glóbulos rojos.
3. c) Que se padece una enfermedad que afecta al hígado, sin que se pueda a priori determinar su gravedad: puede desde no tener apenas importancia (generalmente) hasta ser una enfermedad grave.
4. b) Ver el estado de la coagulación, especialmente en pacientes que toman anticoagulantes orales (como el acenocumarol, de nombre comercial sintrom).
5. b) Que existe insuficiencia renal.
6. a) Hay dificultad respiratoria.
7. d) La sangre arterial será más pobre en oxígeno y más rica en dióxido de carbono.

ANÁLISIS DE ORINA

1. b) Es probable que se trate de una infección de orina.
2. c) Debe realizarse el balance hídrico: la diferencia entre lo que se ingiere y lo que se expulsa, para conocer así si se está reteniendo líquido.
3. a) Hematíes, debido a la irritación de la vía urinaria.
4. d) Infección de orina.

ANATOMÍA PATOLÓGICA

1. b) El estado de la coagulación y si se va a poner anestesia, las alergias medicamentosas previas.
2. c) Una proliferación de células anormal, que puede ser benigna (tumor benigno) o maligna (tumor maligno o cáncer).
3. d) En la biopsia se extrae un trozo de tejido celular y en la citología se extraen unas células, por lo que en la primera la información suele ser mayor.
4. a) Indica mayor actividad inflamatoria que en la inflamación crónica.

MICROBIOLOGÍA

1. d) Un cerebritocultivo es un cultivo de una biopsia cerebral.
2. a) Un elemento, por lo general una proteína, que nuestro sistema inmune reconoce como extraño y contra el que reacciona secretando anticuerpos.
3. c) Antes del tratamiento antibiótico, para aislar el microorganismo antes de iniciar el tratamiento y así poder realizar un tratamiento más específico.
4. b) Ha habido contacto con el bacilo de la tuberculosis.
5. c) El tiempo que hay que esperar para que una serología sea positiva, porque el sistema inmune en ocasiones tarda un tiempo en producir los anticuerpos.
6. c) La muestra no ha sido bien recogida y se ha contaminado de microorganismos que habitualmente están en la zona donde se recoge la muestra.
7. d) Aquellas cubetas en las que los microorganismos no han crecido no tienen valor.

RADIOLOGÍA

1. a) Cuando se sospecha que las arterias carótidas están dañadas.
2. d) La puede realizar con facilidad cualquier médico, aún sin experiencia.
3. b) Unas estructuras blandas, situadas entre las vértebras, que sirven para amortiguar el roce de éstas.
4. d) La energía ultrasónica, en las dosis utilizadas para los tests diagnósticos, ha demostrado causar alteraciones significativas en los tejidos.
5. c) Por el ano, para ver el intestino grueso.
6. d) Causa mucho dolor y molestias.
7. c) Es una prueba que utiliza muy pocos rayos X, siendo sus peligros e inconvenientes menores que en otras pruebas que utilizan dicha radiación. Produce una dosis de radiación muy inferior a la producida por las radiografías simples (aunque dependerá del tipo de estudio realizado). Por tanto, debe ser usada en niños, ya que son más sensibles a la radiación. En las mujeres embarazadas, se puede realizar la prueba en el embarazo sin problema.
8. a) Es importante que el paciente esté continuamente moviéndose para obtener buenas imágenes.

9. b) El ruido intenso nunca es molesto.
10. c) Sólo puede repetirse cinco veces en un año.
11. d) En un enema opaco el contrate se administra por la boca y las imágenes se obtienen cuando pasa el contraste por el colon.

MEDICINA NUCLEAR

1. d) Los radiofármacos son muy tóxicos.
2. c) La cantidad de radiación absorbida por los pacientes sometidos a evaluaciones diagnósticas es mucho mayor que la recibida en exploraciones radiológicas convencionales.
3. a) Con el uso de equipos detectores de radiación gamma (gammacámaras).
4. a) El embarazo es una contraindicación total para su realización: el feto presentará alteraciones genéticas seguro.

ENDOSCOPIA

1. c) Heces negras consecuencia de un sangrado digestivo alto.
2. a) Venas del ano dilatadas.
3. d) Realizar una endoscopia alta hasta llegar al duodeno, donde desemboca el páncreas y la vía biliar de forma común.
4. b) Se administra por la boca para revisar todo el tubo digestivo.
5. d) Si hay rectorragia (sangre por el recto) no se debe realizar la colonoscopia.
6. c) El paciente deber de estar en ayunas al menos 16 horas antes de la exploración. El estar tranquilo y relajado antes de la prueba favorece la realización de la misma.

PRUEBAS DE ALERGIA

1. d) La principal inmuniglobulina implicada es la IgG.
2. a) Hay un riesgo alto de que se produzcan reacciones anafilácticas.
3. b) La presencia de alteraciones en la piel en las zonas en las que se realizan las pruebas interfiere con los resultados, optándose en estos casos por la realización de pruebas en la sangre.
4. c) La inmunoglobulina E o IgE y la histamina.

NEUROFISIOLOGÍA

1. d) Su principal indicación es en la epilepsia.
2. c) La electromiografía es una técnica agresiva, moderadamente invasiva, ya que supone introducir una aguja en varios músculos.
3. a) No tiene ningún valor en el estudio de los enfermos con síndrome de apnea obstructiva del sueño.
4. a) Para la pulsioximetría (medida de la saturación del oxígeno sanguíneo) sólo es preciso colocar bien un sensor en un dedo.

GLOSARIO

A

Alzheimer, enfermedad de: Enfermedad neurodegenerativa progresiva que afecta aproximadamente al 10 por 100 de los sujetos mayores de 65 años y al 20 por 100 de los mayores de 80 años de edad. La EA explica aproximadamente la mitad de todos los casos de demencia senil. Se caracteriza por un empeoramiento progresivo de la capacidad cognitiva (la memoria, la abstracción y el razonamiento), y por cambios de la personalidad y de la conducta (depresión, agitación, síntomas paranoides, insomnio, vagabundeo, desvaríos y agresión). El trastorno del lenguaje es un síntoma central, cuyo signo más precoz es el deterioro de la fluidez verbal.

Anorexia: Falta anormal de ganas de comer, dentro de un cuadro depresivo, por lo general en mujeres adolescentes, y que puede ser muy grave.

B

Beta, células: Son un tipo de células que se sitúan en el páncreas en unas zonas llamadas islotes de Langerhans. Estas células beta tienen la misión de producir y liberar insulina, que es una hormona que controla el nivel de glucosa o azúcar en la sangre.

Biotina: Vitamina hidrosoluble, del grupo B.

C

Caloría: La caloría (Kcal) es una medida de calor, es la cantidad de calor que hay que aplicar a un gramo de agua para que su temperatura se incremente un grado centígrado. Se usa para medir la cantidad de energía que nos aportan los alimentos. Hay alimentos que tienen más calorías que otros. Los alimentos grasos como el aceite o la mantequilla, tienen muchas calorías, en cambio la fruta y la verdura tienen muy pocas.

Capilares: Los más pequeños de los vasos sanguíneos tienen la peculiaridad de ser tan finos, que la sangre y la glucosa pasan a través de ellos, como también lo hacen, productos de desecho como el dióxido de carbono.

Colesterol: Es una sustancia muy parecida a la grasa que esta en la sangre, músculo, el hígado, el cerebro y en otros tejidos de los hombres y de los animales El organismo lo fabrica porque lo necesita, pero un aumento de este hace que estas grasas se adhieran en las arterias e impidan el paso de la sangre por ellas. Los alimentos con más colesterol son la yema del huevo y la mantequilla.

Congénitos, defectos: Problemas o malformaciones que están presentes al nacer.

D

Depresión: Estado de disminución del estado de ánimo, con frecuencia acompañado por alteraciones del sueño, energía, apetito, concentración, intereses y deseo sexual.

Deshidratación: Es una pérdida enorme de agua en el organismo. Una gran cantidad de glucosa puede provocar una eliminación excesiva de agua y el enfermo se encontrará permanentemente sediento.

Diabetes: Enfermedad endocrinológica que se produce por una disminución, total o parcial, en la síntesis de insulina pancreática.

E

Esquizofrenia: Grupo de enfermedades mentales correspondientes a la antigua demencia precoz, que se declaran hacia la pubertad y se caracterizan por una disociación específica de las funciones psíquicas, que conduce, en los casos graves, a una demencia incurable.

F

Fibra: Sustancia que se encuentra, por lo general, en alimentos de origen vegetal. Colabora en la digestión, en la reducción del colesterol y en el control de glucosa en sangre. Hay dos tipos de fibras en los alimentos: las insolubles en agua y las hidrosolubles. Hidrosolubles: están en la fruta, frutos secos y guisantes y se cree que ayudan a reducir el nivel de colesterol y glucosa de la sangre. Las no solubles están en las semillas y en las verduras, pasan por el aparato digestivo y ayudan a eliminar productos de desecho.

H

Hemoglobina: Proteína de los hematíes (glóbulos rojos), encargada de transportar el oxígeno en la sangre.

Herencia: Llamamos herencia a lo que nos transmiten nuestros padres. La herencia genética hace referencia a los genes que nos han transmitido nuestros progenitores, que son los que determinan, por ejemplo, el color de los ojos o del pelo.

Hidratos de carbono: Véase carbohidratos.

Hidrosoluble: Sustancia que puede disolverse en agua.

Hipercalórica: Sustancia que confiere un elevado contenido de calorías a la dieta.

Glosario

L

Labilidad emocional: Cambios repentinos del estado de ánimo desde una situación normal a una o más condiciones disfóricas, que con frecuencia consisten en depresión, irritabilidad, ira y ansiedad.

Lactasa: Enzima que convierte la lactosa, hidrato de carbono contenido en la leche, en glucosa y galactosa.

Lactulosa: Hidrato de carbono del grupo de los disacáridos.

Letargia: Síntoma de varias enfermedades nerviosas, infecciosas o tóxicas, caracterizado por un estado de somnolencia profunda y prolongada.

Libido: Instinto sexual

Light: Se aplica a los alimentos que tienen una reducción de al menos un 30 por 100 de su valor calórico.

Lípido: Véase grasas.

Lipoatrofia: Es la desaparición del tejido celular subcutáneo en el sitio de inyección de la insulina.

Lipohipertrofia: es la proliferación de la grasa en el lugar de inyección de la insulina. Se puede evitar su aparición rotando el sitio de inyección.

Liposoluble: Sustancia que puede disolverse en lípidos o grasas.

Logorrea: Trastorno de fluidez del habla en el que se ven alterados la velocidad y el ritmo de ésta, pero no la inteligibilidad. El paciente realiza pausas alternantes y mantiene un discurso atropellado, produciendo grupos de palabras que no se relacionan con la estructura gramatical de la frase. Su intensidad puede variar hasta llegar a producir un habla prácticamente incomprensible.

M

Metabolismo: Término por el que se determina el cambio químico de las células, en los alimentos.

En este proceso se producen dos situaciones:

Metabolismo/catabolismo, cuando el cuerpo utiliza el alimento para usarlo de energía.

Metabolismo/anabolismo, cuando la utilización del alimento es para la construcción o reparación de células.

O

Obesidad: Una persona se considera obesa cuando excede en un 20 por 100 de grasa corporal, la relación entre edad, sexo, altura y estructura ósea.

Oftalmólogo: Médico especialista en todo lo referente a los ojos.

P

Páncreas: Órgano del tamaño de una mano situado justo en la parte inferior y por detrás del estómago. Produce insulina. También produce enzimas para mejorar la digestión de los alimentos.

Presión arterial: Es la fuerza que realiza la sangre sobre las paredes de las arterias. Cuando se toma se miden dos niveles de presión arterial: una, la más alta, también llamada sistólica, que tiene lugar cuando empuja la sangre el corazón hacia los vasos y la otra, la baja o diastólica, que se da cuando el corazón está en reposo. Ejemplo: si tomamos la presión o tensión y nos dicen 115/75 , pues 115 es la sistólica o alta, y 75 es la diastólica o baja. Lo normal suele ser tener una presión o tensión de 120/80. Cuando la tensión arterial es muy alta se suelen dar problemas de salud, como ataques cardiacos y accidentes cerebrovasculares.

Proteínas: Las proteínas son una de las tres principales clases de alimentos; tienen un componente llamado aminoácido que es el bloque constituyente de las células.

S

Secundaria, diabetes: Es cuando por otra enfermedad, consumo de otros productos químicos o fármacos, una persona desarrolla en su cuerpo la enfermedad de la diabetes.

Serotonina: Es un neurotransmisor que se sintetiza a partir del triptófano, aminoácido que se encuentra en la dieta.

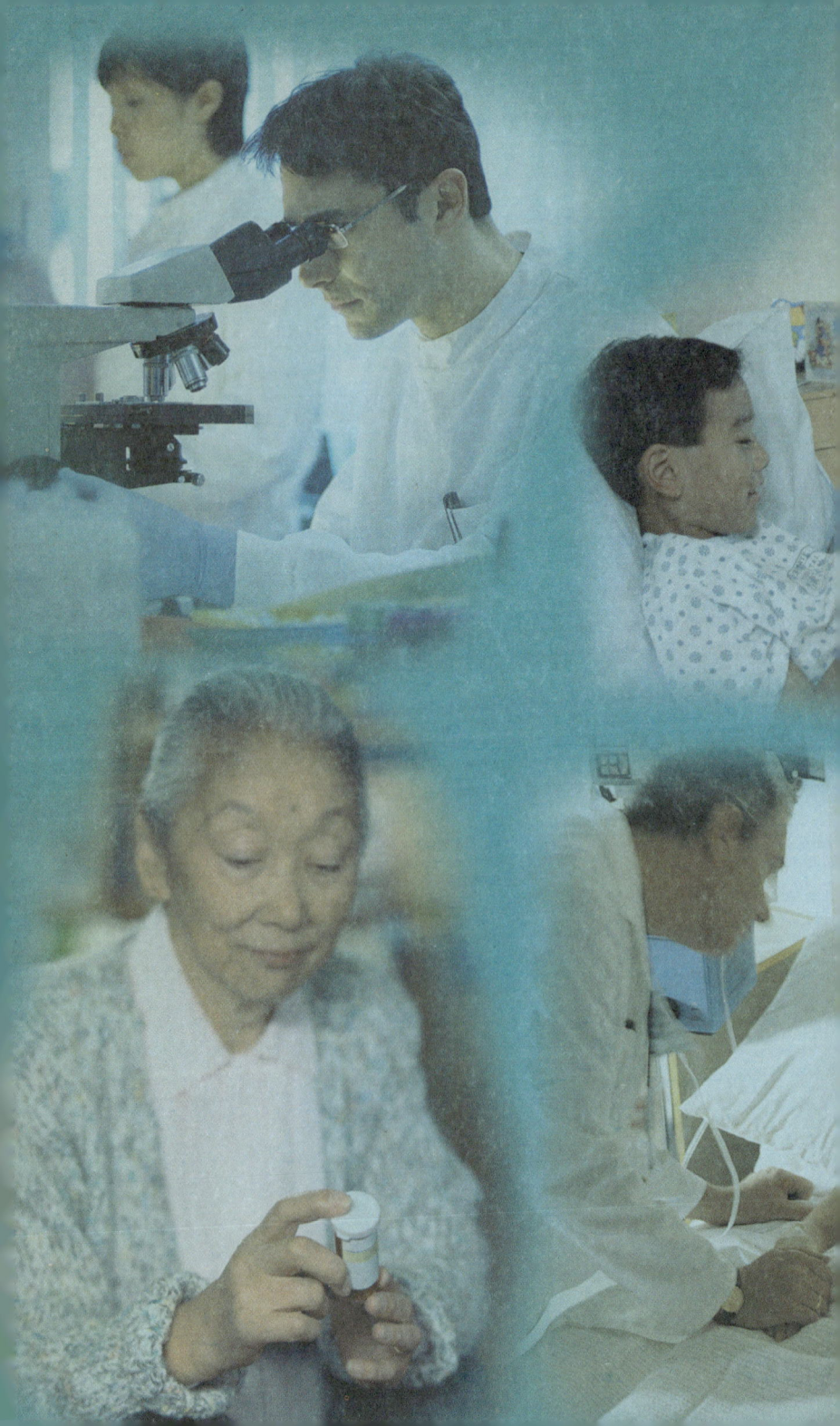